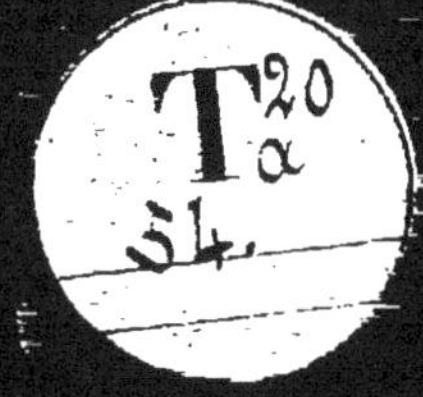
T 20 α
54.

ANATOMIE DESCRIPTIVE

DES

DENTS HUMAINES

PAR

Le Dr G.-V. BLACK

SECONDE ÉDITION

Traduction du Dr G. DARIN

PUBLIÉ PAR C. ASH ET FILS
LONDRES

Succursales { Paris, Berlin, Hambourg, Vienne, Saint-Pétersbourg, Copenhague, Liverpool, Manchester, New-York (États-Unis).

PARIS, Rue du 4 Septembre, 22.

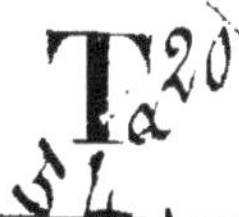

	fr.	c.
Aide-mémoire du chirurgien-dentiste, par Paul Dubois, 2e édition	6	
Traité de dentisterie opératoire, par le Dr Andrieu, avec 407 figures intercalées dans le texte	18	»
Traité de prothèse buccale et de mécanique dentaire, par le Dr Andrieu, avec 358 figures	18	»
Conseils aux mères, par le Dr Goldenstein	1	»
Les dents de nos enfants, conseils aux mères de famille, par Arthur Bramsen, avec préface par R. Heidé	2	»
Notes sur les anesthésiques, par Arthur Underwood. Traduction du Dr Darin. Brochure in-8	2	»
De l'anesthésie locale, par Georges Viau, officier d'Académie. In-8, 20 pages	1	50
La cocaïne en chirurgie dentaire, par A. Prétcrre. Paris, 1887.	1	»
Les qualités anesthésiques de la cocaïne dans l'art dentaire, par le Dr E.-S. Oudschans. Brochure in-8, 15 pages .	1	»
Anesthésie locale par les injections sous-gingivales de chlorhydrate de cocaïne, par A. Jousset et Ch. Cacan. Paris, 1887. . .	2	»
Traité théorique et pratique de l'art du dentiste, par C.-A. Harris, Ph.-H. Austen, E. Andrieu. 1 vol. in-8, 110 p., 572 fig. d'après nature, cart.	20	»
Coles (Oakley). Manuel de prothèse ou mécanique dentaire. Traduit de l'anglais et annoté par le Dr G. Darin, avec 150 fig.	6	»
Tomes (John et Charles). Traité de chirurgie dentaire, ou traité complet de l'art du dentiste. Traduit de l'anglais, sur la 2e édit., par le Dr G. Darin. 1 vol. in-8 (petit) de 700 pages, 262 grav. . .	10	»
Tomes (Ch.). Traité d'anatomie dentaire humaine et comparée. Traduit de l'anglais par le Dr L. Cruet. 180 fig.	10	»
Métallurgie dentaire pratique de Th. Fletcher. Trad. de G. Darin.	1	»
Questions et réponses sur la pathologie et la thérapeutique dentaires, par Williams Foulks, D. D. S. Trad. du Dr G. Darin. .	2	50
De la migraine dentaire, par P. Grout.	3	»
Précis de science dentaire, comprenant la matière médicale, la physiologie, la pathologie et la thérapeutique dentaires, par Luman C. Ingersol, A. M. D. D. S. Traduction du Dr G. Darin .	2	»
Lésions et maladies des mâchoires, par Christopher Heath, F. K. C. S. Traduction du Dr G. Darin	10	»
De la prothèse immédiate, appliquée à la résection des maxillaires, rhinoplastie, etc., par Claude Martin, de Lyon. 250 fig. dans le texte	15	»
Traitement des dents dépourvues de pulpe, monographie publiée par la Société odontologique de Chicago. Traduction du Dr G. Darin.	1	»
Le chlorhydrate de cocaïne et les dentistes, par A. Bouchard.	1	»
Orthodontia ou malposition des dents humaines, par le Dr S.-H. Guilford. Traduction du Dr G. Darin	6	»
Etudes sur l'art dentaire, par Louis Nux.	1	»
Code du chirurgien-dentiste, par Em. Royer et Ch. Godon.	6	»
Formulaire pratique pour les maladies de la bouche et des dents, par G. Viau	5	»
— — — avec couverture souple. .	6	»
Les accidents de la première dentition, par P. Poinsot.	3	»
Les médecins et la loi du 30 nov. 1892, par R. Roland. .	4	50
De la périostite alvéolo-dentaire, par Valérien Pietkiewicz.	4	»
Des meilleurs moyens d'anesthésie à employer en art dentaire, par le Dr E. Sauvez.	5	»
Traité technique des préparations microscopiques à l'usage du dentiste, par J. Choquet.	3	»

ANATOMIE DESCRIPTIVE

DES

DENTS HUMAINES

ANATOMIE DESCRIPTIVE

DES

DENTS HUMAINES

PAR

Le Dr G.-V. BLACK

SECONDE ÉDITION

TRADUCTION DU Dr G. DARIN

PUBLIÉ PAR C. ASH ET FILS

LONDRES

Succursales: Paris, Berlin, Hambourg, Vienne, Saint-Pétersbourg, Copenhague, Liverpool, Manchester, New-York (États-Unis).

PARIS, Rue du 4 Septembre, 22.

PRÉFACE

DE

LA PREMIÈRE ÉDITION

Mon expérience comme praticien et comme professeur, mes relations avec mes confrères m'ont convaincu qu'il existe un défaut sérieux dans l'enseignement des détails de l'anatomie dentaire et dans la nomenclature adoptée pour la description des dents. Ce défaut se fait sentir constamment au fauteuil d'opérations, dans le laboratoire et surtout à l'école professionnelle. L'objet du présent volume est de remédier, jusqu'à un certain point, à ces inconvénients; et j'ai eu sans cesse en vue l'utilité de l'étudiant et du praticien.

Nous avons eu jusqu'ici d'excellentes descriptions générales en anatomie dentaire humaine et comparée; mais elles ont principalement trait aux formes générales de la dentition des mammifères et des autres classes d'animaux, plutôt qu'aux détails des dents humaines. C'est une lacune que chacun devait combler par son observation personnelle. Beaucoup de dentistes ont sans doute réussi à acquérir ainsi la connaissance des formes spécifiques de ces organes, mais il n'est pas raisonnable de supposer que l'ensemble de la profession puisse y arriver sans guide et sans direction. Ce dont l'étudiant a surtout besoin à l'école et à l'atelier, c'est d'une nomenclature méthodique des diverses parties des dents en détail, et d'une description qui appelle son attention successivement sur chaque partie des dents les unes après les autres, comme Gray, dans son Anatomie, a appelé l'attention sur les diverses parties de chacun des os, malgré leur peu d'importance apparente.

Il importe de se rappeler que l'anatomie ne saurait s'apprendre uniquement dans les livres, mais qu'il faut avoir la pièce à étudier sous les yeux et l'examiner soigneusement tout en lisant la description correspondante. Celui qui lirait le présent volume sans avoir devant soi un nombre raisonnable des diverses dents humaines n'en tirerait qu'un profit partiel.

Mon but a été encore de systématiser la nomenclature la plus en vogue dans la profession, quand je l'ai trouvée pratique, plutôt que de créer de nouveaux termes. Cependant le lecteur trouvera quelques expressions nouvelles, et peut-être quelques anciennes employées dans un sens différent. Les mots *haut* et *bas*, pour indiquer la direction ou des parties des dents, sont abandonnés en raison de leur ambiguïté. Dans quelques cas j'ai été amené à rajeunir des vocables anciens, notamment pour éviter les termes *interne*, *externe*, en *arrière*, en *avant*, etc., qui égarent trop souvent. Les mots mésial, distal, labial, buccal, lingual, etc., se transforment en adverbes de direction par l'addition des syllabes *lement;* mais les mots *mésialement*, *distalement*, etc., étant d'un français trop barbare, mieux vaut user d'une périphrase.

Il est aussi facile de dire d'une cavité qu'elle s'étend fort loin, au-delà, ou près de la ligne gingivale que de dire qu'elle s'étend en haut ou en bas, etc., et il n'y aura plus de confusion possible; de même en disant qu'une cavité s'étend du côté distal, du côté lingual, on est plus précis qu'avec les expressions en arrière ou en dedans, qui ont des significations différentes suivant les situations. Il est encore évident que la partie postérieure d'une molaire ne saurait désigner la même partie relative de l'organe que la partie postérieure d'une incisive. De là la nécessité d'une nomenclature bien définie. L'auteur a essayé d'en établir une sans aller aux extrêmes, sachant bien qu'une fois en usage, des formes de langage peuvent s'améliorer plus aisément qu'elles ne sauraient se remplacer par des termes nouveaux, quoique plus exacts.

On remarquera l'absence de bibliographie. Il ne m'a pas paru que le plan et l'objet de cet ouvrage exigeassent de nombreuses références aux autorités. Loin de moi cependant l'idée de négliger ou d'oublier les auteurs qui m'ont précédé, comme Fox, Carabelli, Tomes, Wedl, Judd, Wortman et beaucoup d'autres qui ont bien mérité de la science.

Les dessins ont tous été faits par l'auteur sans prétention artistique, et, après divers essais d'éclairement, la lumière diffuse a été préférée parce qu'elle permet d'indiquer plus de détails, surtout dans l'œuvre difficile de représenter les surfaces triturantes les dents. Chaque figure est dessinée, dans tous ses détails, d'après les mensurations exactes de la dent correspondante.

L'histologie dentaire a été laissée de côté parce qu'elle est bien traitée dans d'autres ouvrages. De même, les malformations, les dents surnuméraires, etc., appartiennent au sujet des irrégularités, pour lequel on possède des ouvrages remarquables. Mon but a été de me limiter strictement à l'anatomie macroscopique normale. Cependant une difficulté très sérieuse que rencontre l'anatomiste dentaire, ce sont les variations de forme des dents de même dénomination.

J'ai essayé de les grouper sous une, deux ou plusieurs formes typiques de chaque dent et d'indiquer le caractère des modifications qui se rencontrent. Cela m'a conduit parfois à citer des formes anormales.

Le lecteur trouvera, disséminés dans le volume, quelques conseils relatifs à la portée pratique de certains détails anatomiques sur les procédés opératoires ; mon désir est qu'il en apprécie la valeur.

PRÉFACE

DE

LA DEUXIÈME ÉDITION

La vente rapide de la première édition prouve que cet ouvrage répondait au besoin d'une description anatomique plus complète des dents humaines.

L'auteur a essayé de perfectionner son œuvre dans la deuxième édition. Les changements les plus notables portent sur la nomenclature et ils se bornent à des explications additionnelles de mots et de phrases. Il a cru être utile aux étudiants en ajoutant un petit glossaire.

Il a refait un certain nombre de figures et en a ajouté une. Des mots importants, spécialement ceux qui forment les sujets des paragraphes et les termes techniques, ont été imprimés en caractères gras. C'est une petite amélioration qui facilite les recherches.

Un concours précieux m'a été donné pour la réimpression de cet ouvrage par M. I.-W. Davenport, les Drs D.-M. Cattell, Edmund Noyes et C.-N. Johnson.

Jacksonville (Ill.), 15 *juillet* 1891.

G. V. B.

ANATOMIE DESCRIPTIVE

DES

DENTS HUMAINES

GLOSSAIRE

Alvéole. — Cavité du bord de la mâchoire dans laquelle se fixe la racine dentaire.

Angle. — Ligne ou point de rencontre de deux ou plusieurs surfaces dentaires. Les surfaces mésiale et buccale se rencontrent pour former l'angle mésio-buccal (voir paragraphe 6).

Angle distal. — Angle formé par la jonction du bord tranchant et de la surface distale des incisives et des canines; et angle formé par l'union des surfaces distale, buccale et triturante des biscupides et des molaires.

Angle disto-buccal. — Angle formé par l'union des surfaces distale et buccale des biscupides et des molaires.

Angle disto-labial. — Angle formé par l'union des surfaces labiale et distale des incisives et des canines.

Angle disto-lingual. — Angle formé par l'union des surfaces distale et linguale de n'importe quelle dent.

Angle disto-triturant. — Angle formé par l'union des surfaces distale et broyante des biscupides et des molaires.

Angle mésial. — Angle formé par la jonction du bord tranchant et de la surface mésiale des incisives et des canines ; et angle formé par la jonction des surfaces mésiale, buccale et triturante des biscupides et des molaires.

Angle mésio-buccal. — Angle formé par l'union des surfaces mésiale et buccale des biscupides et des molaires.

Angle mésio-labial. — Angle formé par l'union des surfaces mésiale et labiale des incisives et des canines.

Angle mésio-lingual. — Angle formé par l'union des surfaces mésiale et linguale des dents.

Angle mésio-triturant. — Angle formé par l'union des surfaces mésiale et triturante des biscupides et des molaires.

Apex. — Extrémité terminale de la racine dentaire.

Bicuspide. — Dent à deux tubercules. On appelle encore les biscupides, prémolaires; il y en a huit, deux de chaque côté de la mâchoire supérieure, et deux de chaque côté de la mâchoire inférieure. On les appelle première et deuxième biscupides supérieures droite et gauche, et première et deuxième biscupides inférieures droite et gauche. Elles siègent entre les canines et les molaires.

Bord du procès alvéolaire. — Partie mince du bord alvéolaire qui environne les collets dentaires.

Bord tranchant. — Bord formé par la jonction des surfaces labiale et linguale des dents incisives et bicuspides. Chez les canines ce bord s'élève en pointe près de son centre.

Bucco-lingual. — De la joue vers la langue; comme le diamètre bucco-lingual de la couronne d'une première molaire inférieure.

Buccal. — Appartenant à la joue; vers la joue.

Canal radiculaire. — Cavité suivant l'axe longitudinal de la racine dentaire depuis la couronne jusqu'à l'apex.

Cément. — Tissu analogue à l'os et formant la surface externe des racines dentaires.

Collet. — Partie de la dent qui forme la jonction de la couronne et de la racine.

Contact proximal. — Contact des surfaces proximales de dents voisines.

Corne. — Prolongement grêle, ou à pointe mousse s'étendant de la pulpe dentaire vers la pointe d'un tubercule.

Courbure gingivale. — Déviation de la ligne gingivale de l'horizontale dans son trajet autour du collet dentaire.

Couronne. — Partie de la dent qui est recouverte d'émail et qui est visible au-dessus de la gencive.

Couronne en cloche. — Caractérise la dent dont le diamètre mésio-distal est beaucoup plus grand que celui du collet.

Crête. — Élévation allongée à la surface d'une dent.

Crête bucco-gingivale. — Saillie voisine du bord gingival sur la surface buccale des molaires.

Crête linguo-gingivale. — Crête voisine de la gencive à la surface linguale des incisives et des canines. Elle siège sur le lobe lingual (voir paragraphe 21).

Crête marginale. — Saillies de l'émail au pourtonr de la surface broyante des biscupides et des molaires, et sur les marges mésiale et distale de la surface linguale des incisives et des canines.

Crête oblique. — Crête allant obliquement en travers de la surface triturante des molaires supérieures. Elle est formée par l'union de la crête triangulaire du tubercule disto-buccal avec la portion distale de la crête formant le tubercule mésio-lingual.

Crête supplémentaire. — Crête à la surface d'une dent qui n'appartient pas à la forme typique de l'organe, crête additionnelle.

Crête transversale. — Formée de deux crêtes triangulaires qui se joignent pour constituer une crête continue à travers la surface broyante d'une dent.

Crête triangulaire. — Crête allant de la pointe d'un tubercule vers la partie centrale de la face triturante d'une dent.

Creux. — Dépression vive qui s'observe dans l'émail surtout à la rencontre de plusieurs sillons de développement, comme à la surface triturante des molaires, par exemple.

Cusp (du latin cuspis). — Saillie prononcée, ou pointe à la surface d'une dent, plus spécialement à la surface broyante.

Cuspide (ou canine). — Dent présentant une pointe ou un cusp. Il y a quatre canines, une de chaque côté à chaque mâchoire, situées aux coins de la bouche.

Dentine. — Tissu qui constitue le corps principal d'une dent.

Dents caduques. — Dents de l'enfant qui tombent pour faire place aux dents permanentes. On les appelle encore temporaires.

Dents permanentes. — Dents de l'âge adulte, par opposition aux dents temporaires ou caduques.

Dents succédanées. — Celles des dents permanentes qui succèdent aux caduques et en prennent la place.

Dents temporaires. — (Voir dents caduques.)

Dent à collet épais. — Dans laquelle le diamètre mésio-distal du collet est presque égal à celui de la couronne (voir couronne en cloche).

Distal. — Qui s'écarte de la ligne médiane de la face suivant la courbure de l'arcade dentaire. Surface d'une dent la plus éloignée de la ligne médiane (voir paragraphe 5).

Distalement. — Du côté distal.

Émail. — Tissu très dur qui recouvre la couronne dentaire.

Espace apical. — L'espace compris entre l'os, ou la paroi de l'alvéole, et l'apex. Cet espace est rempli par les tissus mous de la membrane péridentaire.

Espace interproximal. — Espace en forme de V limitée par les surfaces proximales de dents adjacentes et le bord de la cloison du procès alvéolaire entre les collets dentaires. Normalement cet espace est rempli par le tissu alvéolaire (voir paragraphe 193).

Fissure. — Défaut de la surface dentaire déterminée par la réunion imparfaite de l'émail des différents lobes. Les fissures se présentent le long des lignes des sillons de développement.

Fissure linguo-gingivale. — Se rencontre parfois à la surface linguale des incisives supérieures. Elle sépare ordinairement le lobe lingual de l'une des crêtes marginales et s'étend dans le cément (voir figure 10).

Fossette. — Dépression arrondie ou anguleuse à la surface d'une dent. Les fossettes se rencontrent principalement à la surface triturante des molaires et à la surface linguale des incisives.

Incisive. — Dent à bord tranchant. Il y a quatre incisives à chaque mâchoire; on les appelle incisives centrales supérieures et inférieures droite et gauche.

Inclinaison. — D'une dent : déviation du grand axe dentaire de la ligne perpendiculaire. Ainsi l'on dit : inclinaison mésiale des incisives (voir paragraphe 191) : d'une surface : déviation d'une portion de la surface d'une dent du plan général de cette surface.

Labial. — Appartenant aux lèvres ; vers les lèvres.

Labialement. — Vers les lèvres.

Labio-lingual. — Des lèvres vers la langue. Ainsi l'on dit : diamètre labio-lingual de l'incisive centrale.

Lingual. — Voisin de la langue ou vers la langue. Exemple : surface linguale.

Lingualement. — Vers la langue.

Ligne médiane. — Ligne centrale perpendiculaire du corps.

Ligne gingivale. — Ligne suivant laquelle s'attache la gencive autour du collet.

Lignes de développement. — (Voir sillons de développement.)

Lobe supplémentaire. —Lobe qui n'appartient pas à la forme typique de l'organe, crête additionnelle.

Marge gingivale. — Partie de la couronne dentaire voisine de la ligne gingivale.

Mésial. — Vers la ligne médiane. On appelle surface mésiale des dents celle qui regarde la ligne médiane.

Mésio-distal. — Du mésial au distal ; le diamètre mésio-distal de la première molaire inférieure.

Point de contact. — Point par lequel deux dents se touchent à leurs surfaces proximales.

Point de contact proximal. — Point par lequel se touchent deux dents par leurs surfaces correspondantes.

Procès alvéolaire. — Partie des os maxillaires qui enveloppe les racines des dents et forme leurs alvéoles.

Proximité. — Approche ou contact des surfaces proximales des dents.

Pulpe. — Tissu mou qui remplit la cavité pulpaire et les canaux radiculaire des dents.

Racine. — Partie de la dent qui est fixée dans l'alvéole et est recouverte de cément.

Rainure. — Dépression allongée à la surface d'une dent (voir paragraphe 11).

Rugosités. — Série de crêtes irrégulières sur la voûte buccale.

Septum (ou cloison). — Partie du procès alvéolaire qui se trouve entre les racines des dents et divise l'alvéole en compartiments.

Sillon (sulcus. L'auteur distingue le *sulcus* du *groove* que nous traduisons aussi par sillon ou rainure). — Dépression notable et allongée à la surface d'une dent ; ses deux plans inclinés se rencontrent en formant un angle, où se trouve un groove de développement.

Sillon mésio-lingual. — Sillon de développement allant en diagonale de la surface mésiale à la surface linguale, chez les premières molaires supérieures qui ont le cinquième tubercule (voir paragraphe 69).

Sillon supplémentaire. — Dépression artificielle et allongée à la surface d'une dent généralement à fond lisse et arrondi. Il diffère des sillons de développement en ce qu'il ne marque pas la jonction des lobes.

Sillons de développement. — Lignes légèrement déprimées qui se voient sur l'émail d'une dent et marquent la jonction de ses lobes (voir paragraphes 21 et 69).

Surface buccale. — Surface dentaire répondant à la joue.

Surface labiale. — Surface dentaire voisine des lèvres. Les incisives et les canines ont une surface labiale.

Surface linguale. — Surface dentaire voisine de la langue. Toutes les dents ont une surface linguale.

Surface proximale. — Surface par laquelle une dent répond à une autre dent (voir paragraphe 5).

Tiers. — Divisions de la couronne d'une dent : dans le sens longitudinal, en tiers triturant ou incisif, tiers moyen et tiers gingival ; et dans le sens mésio-distal (de la largeur), en tiers mésial, tiers moyen et tiers distal.

Trou apical. — Petit orifice du canal pulpaire qui se trouve à l'apex.

Tubercule. — Légère élévation arrondie à la surface d'une dent. On en rencontre fréquemment sur la crête linguo-gingivale des incisives, et parfois sur diverses parties des autres dents. Ce sont des déviations des formes typiques dentaires.

NOMENCLATURE

1. **Les aliments de l'homme** sont à la fois animaux et végétaux, et ses dents sont conformées de façon à leur permettre de mastiquer facilement les deux espèces d'aliments ; aussi ces organes diffèrent-ils de ceux des animaux carnivores et herbivores, et constituent le type des **omnivores.** Ils sont faits pour couper, déchirer et broyer les corps les plus variés. Les **incisives,** situées

antérieurement, ont des bords pour couper ; les **canines** et les **bicuspides**, aux angles de la bouche, présentent des pointes (ou **cusps**) assez vives, sans être très longues, faites pour déchirer, tandis que les **molaires**, situées à la partie postérieure de la bouche, ont des surfaces triturantes larges, tuberculeuses, qui, à l'instar des meules, sont conformées pour broyer les corps plus résistants. Les formes des dents humaines indiquent que la nature a voulu que l'homme prenne ses aliments en masses assez petites comparativement aux habitudes des animaux en général, et qu'ils fussent parfaitement imprégnés de salive avant de descendre dans l'estomac.

2. L'adulte a trente-deux dents : quatre incisives, deux canines, quatre bicuspides et six molaires à chaque mâchoire. Les anatomistes expriment la dénomination et le nombre des dents, des mammifères, à l'aide de formules, dans lesquelles la dénomination est représentée par la lettre initiale, suivie d'une fraction dont le numérateur indique le nombre des dents de cette espèce d'un côté de la mâchoire supérieure, et le dénominateur celui des mêmes dents d'un côté de la mâchoire inférieure. La formule des dents de l'homme s'écrit donc ainsi :

$$I\,\tfrac{2}{2}\ C\,\tfrac{1}{1}\ B\,\tfrac{2}{2}\ M\,\tfrac{3}{3} = 32$$

Les dents se composent de quatre tissus : **l'émail**, qui recouvre la couronne ; la **dentine** (ou l'ivoire), qui forme le corps de la couronne et de la racine ; le **cément**, qui revêt la racine et rejoint l'émail à la ligne gingivale, ou au collet de la dent, et le **tissu pulpaire**, qui remplit la cavité centrale de la dentine.

3. Chaque dent présente pour la description certains caractères communs à toutes les dents, tels que : couronne, collet ou ligne gingivale, racine, cavité pulpaire, canal, surfaces de la couronne et de la racine. La **couronne** est cette partie de la dent qui se projette au-delà du tissu gingival, et est recouverte par l'émail ; tandis que la **racine**, recouverte par le cément, est la partie fixée dans le procès alvéolaire et qui donne à l'organe sa solidité d'implantation. La racine est simple, comme chez les incisives et les canines ; divisée en **deux**, comme dans les molaires inférieures, ou en **trois**, comme chez les molaires supérieures ; quelques cas exceptionnels présentent plus de trois racines. Dans la racine on distingue le **corps** ou portion principale, l'**apex** ou extrémité terminale, et le **collet**

qui marque la jonction de la racine avec la couronne. On remarque encore une légère constriction de la dent au collet, et la ligne de jonction de l'émail avec le cément. Cette ligne, qui forme un cercle visible autour de la dent, s'appelle la **ligne gingivale**. Elle est courbée dans son trajet de façon à présenter une convexité regardant la couronne sur les faces proximales, pour correspondre à la sinuosité de la gencive quand elle franchit la crête alvéolaire en allant du côté labial au côté lingual de l'arcade. Sur les dents antérieures, cette ligne se recourbe aussi, en franchissant les faces labiale et linguale, de manière à présenter une concavité regardant la couronne. Ce sont là les **courbures** de la ligne gingivale ou la **courbure gingivale**. Le collet dentaire est commun à toutes les racines, quel qu'en soit le nombre, car c'est toujours là le point de division en deux ou plusieurs racines.

4. Les **couronnes** des incisives et des canines présentent à l'examen quatre surfaces et un bord ; quant aux couronnes des bicuspides et des molaires, elles offrent cinq surfaces. Ces surfaces (ou faces) se désignent d'après leur position et leur usage. Celles des incisives et des canines regardant les lèvres, s'appellent **surfaces labiales** ; celles des bicuspides et des molaires, dirigées vers la joue, **surfaces buccales** ; toutes celles qui regardent la langue, **surfaces lingales**, à la mâchoire supérieure comme à l'inférieure (1).

Quant aux surfaces qui viennent en contact avec les dents antagonistes dans l'occlusion de la bouche, on les appelle **surfaces d'occlusion**, ou surfaces triturantes chez les bicuspides et les molaires.

5. Les **surfaces** des dents qui regardent les dents adjacentes s'appellent **surfaces proximales**. On les définit d'une manière encore plus précise en les distinguant en **mésiales** et **distales**.

Ces termes caractérisent la position de la surface à l'égard de la ligne centrale ou médiane de la face, ligne qui passe par la suture unissant les os maxillaires supérieurs, et qui est perpendiculaire en suivant le centre de la face et de la bouche, ou passe entre les incisives centrales des deux mâchoires. Les surfaces proximales qui, telles qu'elles sont placées dans l'arcade et **en en suivant la courbure,**

(1) Certain sauteurs désignent sous le nom de **surfaces palatines** celles de la mâchoire supérieure, et de **linguales** celles de la mâchoire inférieur. Cette complication semble iu tile.

regardent la ligne médiane, s'appellent **mésiales** ; les **distales** sont les plus éloignées de la ligne médiane. Les surfaces mésiales des incisives centrales supérieures et inférieures, sont tournées l'une vers l'autre ; mais, pour toutes les autres dents, une surface mésiale répond à une distale. Réciproquement, une surface distale avoisine toujours une mésiale, excepté celle des troisièmes molaires du haut et du bas, qui sont les dernières dents. Les points par lesquels les surfaces proximales se touchent, dans les positions qu'occupent les dents dans l'arcade, s'appellent **points de contact proximal** ou simplement **points de contact.**

6. Les **angles** des dents sont formés par la jonction de deux des surfaces de leurs couronnes dénommées au paragraphe 4. Les incisives et les canines en ont quatre, et les bicuspides et les molaires six. Les noms de ces angles se désignent en combinant les noms des surfaces qui se rencontrent en un terme composé, le préfixe étant toujours le mot mésio ou disto. Les incisives et les canines ont des angles mésio-labial et disto-labial. Les bicuspides et les molaires ont des angles mésio-buccal et disto-buccal. Toutes les dents ont des angles mésio-lingual et disto-lingual. Enfin les bicuspides et les molaires ont, en outre, des angles mésio-triturant, disto-triturant. Chacun de ces angles forme deux lignes allant de la surface d'occlusion à la ligne gingivale, sauf les angles mésio-triturant et disto-triturant qui forment des lignes allant du côté buccal au côté lingual.

Il y a encore certains angles qui constituent seulement des points à la surface de la couronne. Ainsi, dans le cas des incisives et des canines, les angles formés par la jonction du bord tranchant avec les surfaces mésiale et distale, s'appellent respectivement angle mésial et angle distal. De même, chez les bicuspides et les molaires, les angles formés par la rencontre des surfaces mésiale, buccale et triturante s'appellent angles mésiaux, et ceux formés par la jonction des surfaces distale, buccale et triturante s'appellent angles distaux. (1)

(1) Il y a quatre de ces angles théoriques pour les bicuspides et les molaires, et ils devraient se désigner sous les noms d'angles mésio-bucco-triturant, disto-bucco-triturant, mésio-linguo-triturant et disto-linguo-triturant. Ces termes **barbares** ne seront probablement pas adoptés par la **profession**. Quant aux autres, ou il n'en est guère question, ou ceux donnés dans le texte sont déjà acceptés par les dentistes.

Comme commodité pour désigner différentes parties des couronnes dentaires, on peut diviser celles-ci par **tiers** dans le sens de la longueur ; on aurait ainsi le tiers triturant ou incisif, le tiers moyen et le tiers gingival. On peut également employer une semblable division dans la direction mésio-distale.

7. Les incisives présentent un **bord tranchant** par la rencontre, suivant une ligne, des surfaces linguale et buccale. Chez les canines, cette ligne de jonction s'élève près du centre de sa longueur en une pointe, formant un **cusp** (du latin **cuspis**), d'où le nom de cuspidées donné à ces dents. Les bords tranchants des incisives, et les surfaces d'occlusion des bicuspides et des molaires, viennent en contact avec les parties similaires des dents de la mâchoire opposée quand la bouche se ferme, comme dans l'action de mordre. Les incisives et les canines de la mâchoire supérieure ne rencontrent pas exactement celles du bas, mais passent juste en avant d'elles ; les surfaces broyantes des petites molaires ont deux pointes, d'où le nom de **bicuspides** donné à ces organes. Quant aux molaires, leurs surfaces triturantes ont quatre pointes et quelquefois davantage.

8. Le **cusp** est une élévation prononcée, plus ou moins pointue, que présente la surface d'une dent, mais plus spécialement la surface d'occlusion. Une légère élévation s'appelle souvent **tubercule,** et on en voit souvent près de la gencive sur la face linguale des incisives supérieures. Ce sont généralement des déviations des formes typiques des dents.

9. On appelle **crêtes** des élévations allongées sur la surface des dents et on les dénomme d'après leur position ou leur forme ; ainsi on dit crête buccale, linguale et marginale. Les crêtes marginales sont les élévations de l'émail qui forment le pourtour des surfaces triturantes des bicuspides et des molaires, et les bords mésial et distal des surfaces linguales des incisives et des canines. Les crêtes qui partent des molaires et des bicuspides pour arriver à la partie centrale des surfaces broyantes **s'appellent crêtes triangulaires,** parce que leur forme typique est celle d'une triangle. Elles se désignent d'après les tubercules d'où elles partent ; on dit, par exemple, la crête triangulaire du tubercule mésio-buccal de la première molaire supérieure. Quand une crête triangulaire buccale et une linguale se rejoignent, elles forment une **crête transversale**.

Elles subdivisent souvent ainsi la fossette centrale des molaires inférieures en formant des fossettes supplémentaires.

10. On appelle **fossette** une dépression généralement arrondie ou angulaire à la surface d'une dent. Les fossettes se présentent le plus souvent à la surface triturante des molaires. **Le sillon** est une dépression notable allongée. Il y en a qui traversent toute la surface triturante d'une dent du côté mésial au côté distal, comme on le voit chez les biscupides. On donne souvent à tort le nom de sillon aux rainures et aux fissures.

11. La **rainure** est une dépression allongée, superficielle, linéaire à la surface d'une dent. Quand une pareille rainure suit le fond d'un sillon on lui applique l'épithète de **sillonnée**. Quand une semblable dépression s'enfonce brusquement dans la substance dentaire, constituant un **défaut**, on l'appelle **fissure**. Les termes sillon, rainure et fissure s'emploient souvent comme synonymes et comme pouvant s'échanger, d'où une grande confusion. Il est nécessaire d'insister sur les caractères distinctifs de ces dépressions pour bien comprendre leur emploi en anatomie dentaire. La rainure est une très fine ligne sous la forme d'une légère entaille à la surface de la dent ; le diagramme A en représente une en coupe au point, **a** où

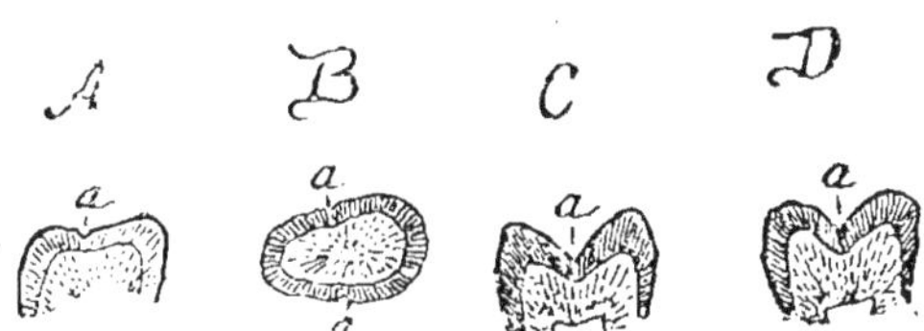

la rainure mésiale franchit la crête marginale d'une bicuspide. Le diagramme B, section transversale d'une bicuspide voisine de la surface triturante, montre des rainures en **a**, **a**. On donne encore le nom de rainure à une dépression très superficielle à fond arrondi comme on en voit sur la face labiale des incisives.

On appelle rainure sillonnée celle qui suit un sillon de notable profondeur, dont les deux talus se rapprochent l'un de l'autre sous un angle aigu, comme le montre en **a** le diagramme C. La fissure constitue toujours un défaut de l'émail, les lames de ce tissu ne se réunissant pas à cet endroit, comme on le voit en **a**, dans le diagramme D. Ces distinctions ont leur importance et il faut pour les caractériser des termes spéciaux. Les dents offrent deux variétés de rainures, différant essentiellement dans leur nature et leur formation. La première indique les lignes suivant lesquelles les parties de l'émail, d'abord formées séparément, se sont ensuite rejointes, et l'on donne à ces rainures le nom de rainures essentielles ou **de développement**, ou de lignes de développement. Dans leur rapport au développement de l'émail, elles sont de même nature que les sutures des os du crâne (auxquelles elles ressemblent) qui marquent la jonction des parties osseuses primitivement isolées. Les parties ou divisions d'une dent esquissées par les rainures de développement, s'appellent les **lobes**. La plupart des dents humaines ont quatre lobes, mais quelques-unes en ont cinq, d'autres trois seulement. Aussi ces rainures ont-elles beaucoup d'utilité pour l'anatomie dentaire descriptive et, quand on peut les suivre, elles permettent à l'anatomiste de débrouiller des formes complexes et d'assigner des dents de formation irrégulière aux groupes auxquels elles appartiennent, de dénommer convenablement leurs parties individuelles et d'identifier toutes les formes ou parties insolites, accidentelles, additionnelles qui ont pu compliquer l'accident d'une formation défectueuse. Ces rainures ou lignes de développement sont sujettes à des **fissures** qui surviennent quand, par une cause quelconque, les parties manquent de se réunir parfaitement.

12. Les rainures de la deuxième variété n'ont pas de relation spéciale avec les lignes de développement, on les appelle **supplémentaires**. On les décrit avec justesse comme des rides ou plis de l'émail, ce que bon nombre d'entre elles sont en réalité.

Mais il en est d'assez constantes dans leur siège et leur aspect pour permettre de les considérer comme faisant partie de la forme dentaire typique. Les rainures supplémentaires sont d'ordinaire superficielles, à fond bien arrondi, et ne sont pas habituellement sujettes aux fissures.

13. Dans le **sens mésio-distal**, toutes les dents sont un peu moins larges au collet qu'à la surface triturante ou dans son voisinage ; aussi, étant donnée leur situation dans l'arcade bien conformée, leurs surfaces proximales se touchent-elles seulement au voisinage de la face broyante, en laissant des intervalles en V entre leurs collets.

On appelle ces intervalles **espaces inter-proximaux** et ils sont normalement occupés par le tissu gingival.

14. Les dents offrent de grandes variétés de formes suivant les individus. Les uns ont des dents à couronne très longue, larges dans le sens mésio-distal à leurs surfaces d'occlusion, et étroites au collet. Ce sont les dents dites à **couronne en cloche**. D'autres personnes ont des dents qui, dans la direction mésio-distale sont presque aussi larges au collet qu'à la face triturante, ce qui rend les espaces interproximaux fort étroits, les dents se touchant à peu près ou complètement dans toute la longueur de la couronne. Ce sont les dents dites à **collet épais**. La forme la plus commune tient le milieu entre ces deux extrêmes. Les dents de certaines familles et de certains individus ont de très longues pointes ; chez d'autres elles sont fort courtes. On en voit qui sont creusées de rainures et de sillons profonds, d'autres en offrent de superficiels. Il y a donc une variété considérable de contour sans changement de type.

MENSURATION DES DENTS

15. Les tableaux suivants donnent les résultats de la mensuration d'un grand nombre de dents de chaque espèce. On n'a pas mesuré le même nombre de dents des différentes variétés, mais il y en avait pourtant assez pour assurer une exactitude raisonnable quant aux dimensions moyennes. Ces tableaux présentent trois mensurations, la moyenne, la plus grande et la plus petite. Avec un nombre d'organes supérieur, on pourrait trouver des dents et plus grandes et plus petites, aussi ne faut-il pas considérer ces tableaux comme représentant les dimensions extrêmes qui peuvent se rencontrer ; néanmoins, la présence de dents plus grosses ou plus longues doit être rare.

Les lignes de mensuration sont :

1° **Longueur totale**. — Longueur de la dent, depuis le bord tranchant ou la pointe buccale jusqu'à l'apex de la racine ;

2° **Longueur de la couronne**. — Longueur de la couronne, depuis le bord tranchant ou la pointe buccale jusqu'à la ligne gingivale sur la surface labiale ou buccale ;

3° **Longueur de la racine**. — Longueur de la racine, depuis la ligne gingivale sur la face buccale jusqu'à l'apex radiculaire ;

4° **Diamètre mésio-distal de la couronne.** — C'est l'étendue mesurée suivant le plus grand diamètre dans la direction mésio-distale, ou entre les points de contact proximal.

5° **Diamètre mésio-distal du collet.** — Cette mensuration a été faite à la ligne gingivale;

6° **Diamètre labio ou bucco-lingual.** — Mesuré suivant le plus grand diamètre de la couronne dans la direction indiquée. Sur les incisives, on mesura sur la crête gingivale ; chez les bicuspides et les molaires, ce fut généralement au milieu de la longueur de la couronne, mais parfois près de la ligne gingivale, spécialement pour les secondes et troisièmes molaires supérieures ;

7° **Courbure de la ligne gingivale.** — C'est la hauteur ou l'étendue de la courbe de la ligne gingivale vers le bord tranchant, ou vers la surface triturante, mesurée sur la surface mésiale.

Grâce à ces tableaux, nous éviterons la nécessité de multiplier les chiffres dans le texte.

ANATOMIE DESCRIPTIVE DES DENTS HUMAINES

Tableau des dimensions des dents de l'homme, en millimètres. **DENTS SUPÉRIEURES**		Longueur totale	Longueur de la couronne.	Longueur de la racine	Diamètre mésio-distal de la couronne.	Diamètre mésio-distal du collet.	Diamètre labio ou bucco-lingual.	Courbure de la ligne gingivale.
Incisive centrale	Moyenne.	22 5	10	12	9	6 3	7	3
	Maxima.	27	12	16	10	7	8	4
	Minima.	18	8	8	8	5 5	7	2
Incisive latérale	Moyenne.	22	8 8	13	6 4	4 4	6	2 8
	Maxima.	26	10 5	16	7	5	7	4
	Minima.	17	8	8	5	4	5	2
Canine. . .	Moyenne.	26 5	9 5	17 3	7 6	5 2	8	2 5
	Maxima.	32	12	20 5	9	6	9	3 5
	Minima.	20	8	11	7	4	7	1
1re Bicuspide.	Moyenne.	20 6	8 2	12 4	7 2	4 9	9	1 1
	Maxima.	22 5	9	14	8	6	10	2
	Minima.	17	7	10	7	4	8	0 0
2e Bicuspide.	Moyenne.	21 5	7 5	14	6 8	5 3	8 8	0 8
	Maxima.	27	9	19	8	6 5	10	1 5
	Minima.	16	7	10	6	4 5	7 5	0
1re Molaire.	Moyenne.	20 8	7 7	13 2	10 7	7 5	11 8	2 2
	Maxima.	24	9	16	12	8	12	3
	Minima.	17	7	10	9	7	11	1
2e Molaire. .	Moyenne.	20	7 2	13	9 2	6 7	11 5	1 6
	Maxima.	24	8	17	10	8	12 5	4
	Minima.	16	6	9	7	6	10	0
3e Molaire. .	Moyenne.	17 1	6 3	11 4	8 6	6 1	10 6	0 7
	Maxima.	22	8	15	11	8	14 5	2 5
	Minima.	14	5	8	7	5	8	0

Tableau des dimensions des dents de l'homme en millimètres. **DENTS INFÉRIEURES**		Longueur totale.	Longueur de la couronne.	Longueur de la racine	Diamètre mésio-distal de la couronne.	Diamètre mésio-distal du collet.	Diamètre labio ou bucco-lingual.	Courbure de la ligne gingivale.
Incisive centrale	Moyenne.	20 7	8 8	11 8	5 4	3	6	2 5
	Maxima.	24	10 5	16	6	5	6 5	3
	Minima.	16	7	9	5	2 5	5 5	1 5
Incisive latérale	Moyenne.	21 1	9 6	12 7	5 9	3 8	6 4	2 5
	Maxima.	27	12	17	6 5	5	7 5	3 5
	Minima.	18	7	11	5	3	6	2
Canine. . .	Moyenne.	25 6	10 3	15 3	6 9	5 2	7 9	2 9
	Maxima.	32 5	12	21	9	7	10	4
	Minima.	20	8	11	5	3	6	2
1re Bicuspide.	Moyenne.	21 6	7 8	14	6 9	4 7	7 7	0 8
	Maxima.	26	9	18	8	5	8	1 5
	Minima.	18	6 5	11	6	4 5	7	0 5
2e Bicuspide.	Moyenne.	22 3	7 9	14 4	7 1	4 8	8	0 6
	Maxima.	26	10	17 5	8	6 5	9	2
	Minima.	18	6	11 5	6 5	4	7	0
1re Molaire. .	Moyenne.	21	7 7	13 2	11 2	8 5	10 3	1 1
	Maxima.	24	10	15	12	9 5	11 5	2
	Minima:	18	7	11	11	7 5	10	0
2e Molaire. .	Moyenne.	19 8	6 9	12 9	10 7	8 1	10 1	0 2
	Maxima.	22	8	14	11	8 5	10 5	1
	Minima.	18	6	12	10	8	9 5	0
3e Molaire. .	Moyenne.	18 5	6 7	11 8	10 7	8 3	9 8	0 2
	Maxima.	20	8	17	12	9 5	10 5	1 5
	Minima.	16	6	8	8	5	9	0

Tableau des dimensions des dents caduques de l'homme, en millimètres. **MOYENNES SEULEMENT** **DENTS SUPÉRIEURES**	Longueur totale.	Longueur de la couronne.	Longueur de la racine	Diamètre mésio-distal de la couronne.	Diamètre mésio-distal du collet.	Diam. labio-lingual de la couronne.	Diam. labio-lingual du collet.
Incisive centrale	16	6	10	6 5	4 5	5	4
Incisive latérale	15 8	5 6	11 4	5 1	3 7	4 8	3 7
Canine	19	6 5	13 5	7	5 1	7	5 5
1r Molaire	15 2	5 1	10	7 3	5 2	8 5	6 9
2e Molaire	17 5	5 7	11 7	8 2	6 4	10	8 3
DENTS INFÉRIEURES							
Incisive centrale	14	5	9	4 2	3	4	3 5
Incisive latérale	15	5 2	10	4 1	3	4	3 5
Canine	17	6	11 5	5	3 7	4 8	4
1re Molaire	15 8	6	9 8	7 7	6 5	7	5 3
2e Molaire	18 8	5 5	11 3	9 9	7 2	8 7	6 4

L'auteur donne ensuite toutes ces mesures en pouces. Cela nous paraît inutile. D'ailleurs, la conversion est facile à faire, le pouce valant 25 millimètres 4.

INCISIVES CENTRALES SUPÉRIEURES

Nota. — D'ordinaire, notre description des dents se rapportera à celles d'un côté seulement, sans que le texte indique ce côté. C'est dans les légendes qui accompagnent les figures que sera désigné le côté auquel appartient la dent. Il sera facile à l'étudiant de déter-

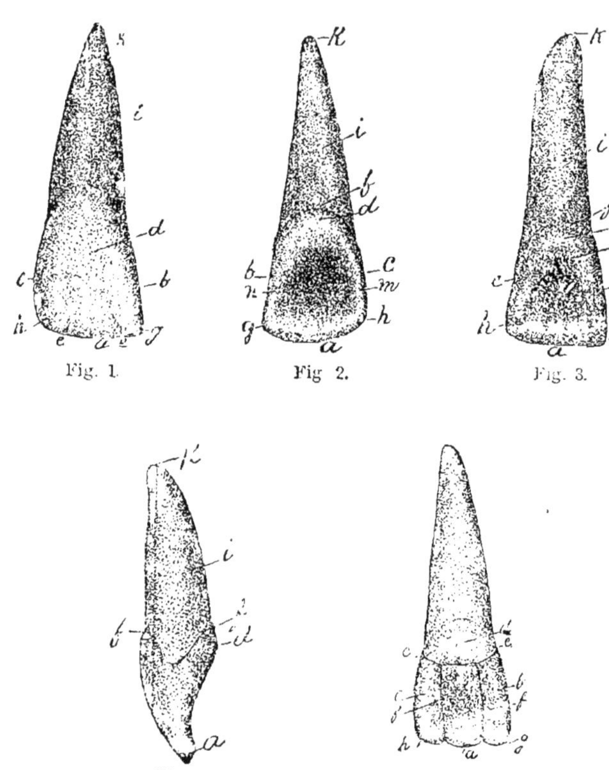

Fig. 1. Fig 2. Fig. 3.

Fig. 4. Fig. 5.

FIG. 1* (Par. 17).—INCISIVE CENTRALE SUPÉRIEURE DROITE, SURFACE LABIALE. *a*, Bord tranchant ; *b*, face mésiale ; *c*, face distale ; *d*, face labiale ; *e*, *e*, sillons labiaux ; *g*, angle mésial ; *h*, angle distal ; *i*, corps de la racine ; *k*, pointe de la racine.

FIG. 2* (Par. 18).—INCISIVE CENTRALE SUPÉRIEURE DROITE, SURFACE LINGUALE. *a*, Bord tranchant ; *b*, face mésiale ; *c*, face distale ; *d*, crête gingivo-linguale, ou cingulum ; *f*, ligne gingivale ; *g*, angle mésial ; *h*, angle distal ; *i*, corps de la racine ; *k*, pointe de la racine ; *m*, crête marginale distale ; *n*, crête marginale mésiale.

FIG. 3* (Par. 18).—INCISIVE CENTRALE SUPÉRIEURE GAUCHE, SURFACE LINGUALE, montrant le creux lingual. Le bord tranchant, *a*, est considérablement usé. Les crêtes marginales distale et mésiale, *b*, *c*, sont proéminentes ; *d*, crête linguo-gingivale ; *f*, ligne gingivale ; *g*, angle mésial ; *h*, angle distal ; *i*, corps de la racine ; *k*, pointe de la racine ; *m*, creux lingual.

FIG. 4* (Par. 19).—INCISIVE CENTRALE SUPÉRIEURE DROITE, SURFACE MÉSIALE. *a*, Angle mésial ; d, crête linguo-gingivale ; *f*, *f*, ligne gingivale, montrant sa courbure labio-linguale ; *i*, corps de la racine ; *k*, pointe de la racine.

FIG. 5* (Par. 21).—INCISIVE CENTRALE SUPÉRIEURE GAUCHE, SURFACE LINGUALE. Dent jeune, non usée. Les lignes ou sillons de developpement sont exagérés pour montrer la forme des lobes. *a*, Lobe moyen ; *b*, lobe mésial ; *c*, lobe distal ; *d*, lobe lingual ; *e*, *e*, sillon linguo-gingival ; *f*, *f*, sillons de developpement linguaux ; *g*, angle mésial ; *h*, angle distal.

* **Illustration, grandeur 1½.**

Avec la permission de The Wilmington Dental Mfg. Co.

miner à quel côté appartient un exemple donné, en le comparant avec le texte et en en dénommant exactement les surfaces. Le lecteur doit se rappeler que les figures représentent des dents individuelles, tandis que le texte décrit les formes moyennes, de sorte que les figures ne correspondront pas toujours rigoureusement avec la description donnée.

16. Les incisives centrales supérieures droite et gauche occupent la partie antérieure extrême de l'arcade dentaire, une de chaque côté de la ligne médiane, se répondant par leurs surfaces proximales. La **couronne** présente quatre surfaces (cinq en y comprenant le bord tranchant), quatre angles et un bord tranchant ou surface d'occlusion. Le contour général de la couronne est analogue à un coin, à angles arrondis, et arrivant graduellement à une forme cylindrique au collet de la dent. Elle se recourbe légèrement sur son diamètre le plus court, de façon à rendre la surface labiale convexe, et la surface linguale concave. La couronne offre aussi une légère courbure dans le sens mésio-distal, ce qui rend encore la surface labiale convexe et la linguale concave dans cette direction. Ainsi donc, il y a une convexité générale de la surface labiale et une concavité générale de la surface linguale.

17. La **surface labiale** de la couronne de l'incisive supérieure centrale (fig. 1), dans sa forme générale, est un carré imparfait, dont le côté gingival est curviligne. Le bord mésial est un peu plus long que le distal, de telle sorte que le bord tranchant est oblique et remonte vers l'angle distal (fig. 1, *h*). Les deux angles, formés par les surfaces proximales et le bord tranchant, sont légèrement arrondis, le distal plus que le mésial ; après quoi les surfaces proximales convergent vers le grand axe de la dent, en rendant la couronne un peu plus étroite au collet qu'elle ne l'est au bord tranchant.

18. La **surface linguale** de la couronne (fig. 2) est concave dans toutes les directions, formant une fossette limitée par le bord tranchant (*a*), les crêtes marginales mésiale et distale (*n*, *m*) et la crête linguo-gingivale ou cingulum (*d*). Les **crêtes marginales** sont des saillies prononcées de l'émail, s'étendant depuis les angles mésial et distal du bord tranchant, en suivant les bords de cette surface, jusqu'au voisinage de la ligne gingivale, où elles rejoignent la crête linguo-gingivale. La **crête linguo-gingivale** est une

forte saillie de l'émail formant le bord linguo-gingival de la couronne. Cette crête s'élève quelquefois en forme de tubercule. La fossette linguale est ordinairement lisse, et les crêtes qui la limitent ne sont pas proéminentes. Dans bon nombre de cas, cependant, il existe une dépression profonde à la jonction de la crête linguo-gingivale avec la surface linguale proprement dite, et parfois l'on voit un sillon s'étendre à une courte distance, à partir de cette dépression, le long du bord de chaque crête marginale. Ces dernières peuvent être fissurées ou non. Dans quelques cas, l'émail de cette surface présente des plicatures irrégulières, ou des crêtes et des sillons, se dirigeant de la crête linguo-gingivale vers le bord tranchant. Sur les dents mal formées, cette surface est souvent très imparfaite.

19. Les surfaces **mésiale** et **distale** présentent chacune le contour de la lettre V, dont l'angle répond au bord tranchant, et dont les côtés sont curvilignes, leur convexité regardant les lèvres (fig. 4). La surface mésiale est presque droite depuis l'angle du bord tranchant jusqu'à la ligne gingivale. Elle est convexe dans le sens labio-lingual, mais presque plate vers la ligne gingivale ; cependant, dans quelques cas, elle présente même une légère concavité vers la partie centrale de la ligne gingivale. Dans la direction labio-linguale, la surface distale est arrondie comme la précédente. Dans la majorité des cas, elle est également convexe dans le sens du grand axe de la dent, de telle sorte que cette surface se renfle du côté de l'incisive latérale.

20. A la **ligne gingivale**, la dent présente une constriction, qui forme un léger sillon ; ou plutôt la racine est un peu plus petite que la couronne, et l'émail suivant cette différence du volume, donne l'apparence d'une crête continue d'émail autour du collet. La ligne gingivale ne suit pas un trajet horizontal autour du collet de la dent. Sur le côté proximal, elle forme une courbe à convexité regardant la couronne, tandis que sur les faces linguale et labiale elle offre une courbe dont la concavité regarde la couronne. Cette ligne marque la limite des attaches de la membrane péridentaire et du tissu gingival à la racine de l'organe.

21. **Lignes de développement** (fig. 5). Au moment où les incisives commencent à franchir la gencive, chacune d'elles présente, sur le bord tranchant, trois petites éminences, ou **tubercules**, sé-

parées par des **sillons** qui s'étendent de la face linguale à la face labiale (*a*, *g*, *h*). Ces sillons se prolongent à une certaine distance sur la face labiale, en s'élargissant et devenant plus superficiels, jusqu'à ce qu'ils disparaissent. Dans bon nombre de cas, ces lignes se montrent sur la face linguale entre les crêtes marginales et la fossette (*f*, *f*). Quelquefois, elles vont jusqu'à la crête linguo-gingivale. Les petits tubercules ne tardent pas à disparaître par l'usure, en laissant le bord tranchant droit ou légèrement curviligne. Ces lignes divisent cette partie de la couronne dentaire en trois **lobes labiaux**. La calcification commence dans ces tubercules comme pièces ou plaques distinctes, et les sillons sont les traces attestant la confluence de ces plaques. Ce mode de développement est commun aux incisives et aux canines. Ces dents présentent parfois des fissures au bord tranchant, qui indiquent un fusionnement imparfait des plaques primitives. La calcification de la crête linguo-gingivale, ou cingulum, débute aussi comme une plaque séparée, formant le **lobe lingual**, mais elle s'unit ensuite aux autres parties, par confluence, en laissant un sillon; souvent très léger, il est vrai, et qui disparaît bientôt par usure, mais qui marque la ligne de réunion ; c'est le **sillon linguo-gingival** (*e*, *e*). Sur les dents lisses, régulièrement formées, il commence juste au sommet lingual de la courbure labio-linguale de la ligne gingivale, puis s'en détache perpendiculairement pour traverser la crête marginale, et, après un trajet presque horizontal sur la face linguale, il va gagner la face marginale distale; il traverse celle-ci perpendiculairement à sa longueur pour atteindre enfin la ligne gingivale. La longueur de ce sillon comprend d'ordinaire le quart ou le tiers de la circonférence de la dent. Quand la crête linguo-gingivale est proéminente ou s'élève sous forme de tubercule, ce sillon est sujet à beaucoup de variations dans son trajet. Souvent, on voit une dépression profonde au milieu de sa longueur, c'est-à-dire au centre de la face linguale, au bord de la crête linguo-gingivale (fig. 3, *m*). De ce creux, des fissures peuvent s'étendre latéralement. Parfois, surtout sur les incisives latérales, un sillon ou une fissure sépare la crête linguo-gingivale de l'une des crêtes marginales, et s'étend dans le cément (fig. 10) ; c'est la fissure linguo-gingivale.

22. La **racine** de l'incisive centrale supérieure (fig. 1 à 5) a une longueur égalant environ une fois et quart à une fois et demie celle

de la couronne. Elle est de forme conique, s'effilant de la couronne à l'apex, moins rapidement près du collet, et d'autant plus qu'on approche de l'apex. Aussi le corps de la racine paraît-il un peu renflé. Cependant, la racine de cette dent, comme celle de toutes les autres en général. présente une grande variété de formes. La courbure de la surface linguale représente l'arc d'un cercle plus petit que celle de la face labiale. Les surfaces proximales sont légèrement aplaties. La portion aplatie de la surface mésiale est un peu plus large que la distale. Les deux convergent vers la face linguale, donnant la forme d'un prisme à angles arrondis.

INCISIVE LATÉRALE SUPÉRIEURE

23. La description de l'incisive latérale peut s'abréger beaucoup à cause de la ressemblance de cette dent avec la centrale, au double point de vue de la forme générale et des lignes de développement. Elle est un plus courte, et la couronne est d'environ un tiers plus étroite dans le sens mésio-distal.

24. La **surface labiale** de l'incisive latérale (fig. 6) est plus arrondie dans la direction mésio-distale que sur la centrale. L'angle mésial est aigu, et le bord tranchant se dirige obliquement et suivant une courbe vers l'angle distal qui est obtus. Ce bord, au moment de l'éruption, présente trois tubercules sous forme de dépressions superficielles.

25. Les **surfaces mésiale** et **distale** (fig. 7) offrent la forme en V caractéristique de toutes les incisives. Dans le sens labio-lingual, la surface mésiale s'arrondit près du bord tranchant, mais s'aplatit beaucoup au voisinage de la ligne gingivale. Quelquefois il existe une légère concavité en ce point. Dans quelques cas, l'angle mésio-labial offre une dépression ou un point aplati d'émail vers le milieu de sa longueur. Cette dépression est parfois large et de notable profondeur, et elle se trouve généralement alors dans la portion labiale de la surface mésiale. D'autres fois, elle constitue une petite imperfection du bord mésial de la surface labiale. La surface distale est convexe dans toutes les directions. Dans son tiers tritu-

rant, elle s'arrondit d'une façon prononcée du côté de la canine, mais s'aplatit davantage vers la ligne gingivale.

26. La **surface linguale** (fig. 8) des incisives latérales est très irrégulière dans l'étendue de sa concavité. Tantôt elle est presque plate, tantôt profondément concave. Les crêtes marginales, mésiale et distale, sont proportionnellement plus larges et plus fortes que sur les centrales. Dans la majorité des cas, la surface linguale représente la partie la plus large de la couronne. L'arrondissement des surfaces proximales se fait aux dépens de la surface labiale, de telle sorte qu'un angle modérément aigu résulte de la jonction des surfaces proximales avec la face linguale. Généralement, la surface linguale est presque lisse, mais, dans bon nombre de cas, on trouvera un creux, avec ou sans fissures latérales, à la jonction de la surface linguale proprement dite avec la crête linguo-gingivale (fig. 9). Parfois alors, la crête linguo-gingivale est extraordinairement courte, de telle sorte que les crêtes marginales ne sont plus séparées que par un sillon profond, et l'on observe une profonde dépression à leur jonction. On trouve encore des dents où il existe un sillon profond, souvent *fissuré*, qui sépare une des crêtes marginales de la crête linguo-gingivale et qui s'étend dans le cément (fig. 10). La fissure est quelquefois presque centrale, comme si le lobe lingual manquait, ou qu'il fût divisé au centre, ou enfin qu'il fût rejeté d'un côté. C'est là ce qu'on nomme la fissure linguo-gingivale.

27. La racine des incisives latérales supérieures (fig. 6 à 11) est conique, mais considérablement aplatie sur ses côtés mésial et distal, aplatissement qui se continue généralement jusqu'à l'apex. La racine est d'ordinaire rectiligne, mais environ une fois et demie aussi longue que la couronne. Sur beaucoup de spécimens, l'apex se recourbe du côté distal. Parfois la racine est très crochue.

28. L'incisive latérale supérieure présente beaucoup de variations dans la forme et les dimensions. Il n'est pas rare de rencontrer des latérales étroites associées avec de larges centrales. Les incisives latérales offrent un développement imparfait plus souvent que les autres dents antérieures. Chez elles, la couronne est fréquemment conique, avec une pointe arrondie ou même modérément aiguë.

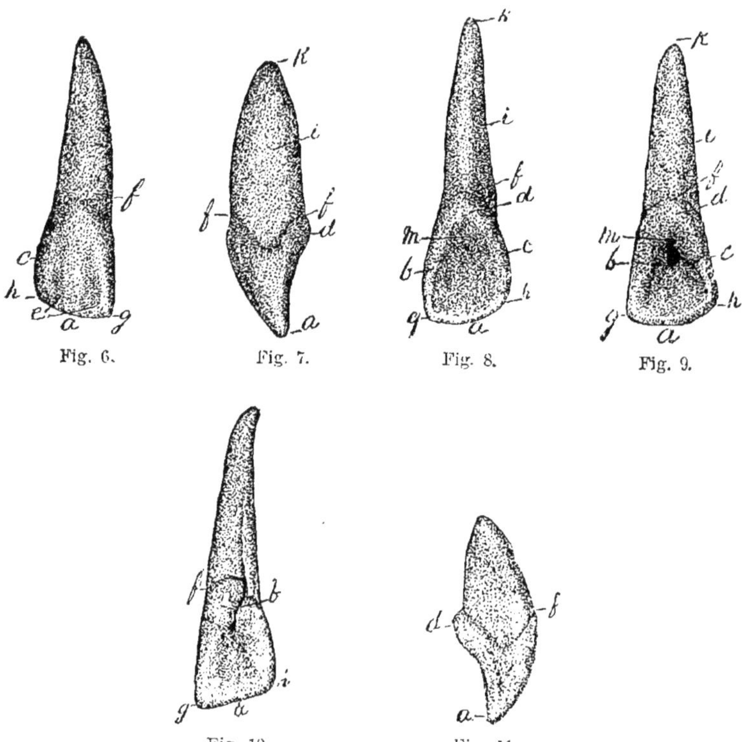

Fig. 6. Fig. 7. Fig. 8. Fig. 9.

Fig. 10. Fig. 11.

FIG. 6* (Par. 24).—INCISIVE LATÉRALE SUPÉRIEURE DROITE, SURFACE LABIALE. *a*, Bord tranchant ; *c*, face distale ; *e*, sillons labiaux ; *f*, ligne gingivale ; *g*, angle mésial ; *h*, angle distal.

FIG. 7* (Par. 25).—INCISIVE LATÉRALE SUPÉRIEURE DROITE, SURFACE MÉSIALE. *a*, Angle mésial ; *d*, crête linguo-gingivale ; *f*, *f*, ligne gingivale ; *i*, corps de la racine ; *k*, pointe de la racine.

FIG. 8* (Par. 26).—INCISIVE LATÉRALE SUPÉRIEURE DROITE, SURFACE LINGUALE, sans creux lingual. *a*, Bord tranchant ; *b*, crête marginale mésiale ; c, crête marginale distale ; *d*, crête linguo-gingivale ; *f*, ligne gingivale ; *g*, angle mésial ; *h*, angle distal ; *i*, corps de la racine ; *k*, pointe de la racine ; *m*, fossette linguale.

FIG. 9* (Par. 26).—INCISIVE LATÉRALE SUPÉRIEURE DROITE, SURFACE LINGUALE, avec creux lingual. *a*, Bord tranchant ; *b*, crête marginale mésiale ; *c*, crête marginale distale, avec sillon linguo-gingival la traversant ; *d*, crête linguo-gingivale, ou cingulum ; *f*, ligne gingivale ; *g*, angle mésiale ; *h*, angle distal ; *i*, corps de la racine ; *k*, pointe de la racine ; *m*, creux lingual.

FIG. 10* (Par. 26).—INCISIVE LATÉRALE SUPÉRIEURE DROITE, montrant une fissure linguo-gingivale. *a*, Bord tranchant ; *b*, sillon linguo-gingival, avec fissure ; *f*, ligne gingivale ; *g*, angle mésial ; *h*, angle distal.

FIG. 11* (Par. 27).—INCISIVE LATÉRALE SUPÉRIEURE, SURFACE MÉSIALE. Racine très-courte. *a*, Angle mésial ; d, crête linguo-gingivale ; *f*, ligne gingivale.

* Illustration, grandeur 1½.

Avec la permission de The Wilmington Dental Mfg. Co.

INCISIVES INFÉRIEURES

29. Les **incisives inférieures** sont assez semblables par le contour aux latérales du haut, mais elles sont plus grêles dans tous les sens. Leurs lignes de développement sont les mêmes, mais les sillons sont beaucoup moins marqués et ne peuvent se voir généralement que sur les dents non usées. Le bord tranchant de la centrale inférieure (fig. 12) est à fort peu près perpendiculaire au grand axe de la dent, et ses angles sont vifs et carrés. Dans la direction mésio-distale, le bord tranchant représente la partie la plus large de la couronne, et, à partir de ce bord, les surfaces proximales convergent également vers la ligne gingivale, de façon à réduire le diamètre mésio-distal d'environ un tiers. La latérale inférieure diffère de la centrale par l'inclinaison du bord tranchant, par suite de laquelle l'angle mésial est aigu et le distal obtus et arrondi. La surface distale est aussi convexe depuis l'angle jusqu'à la ligne gingivale, en bombant du côté de la canine.

30. La **surface linguale** (fig. 15) des incisives inférieures est concave depuis le bord tranchant jusqu'à la crête linguo-gingivale sur laquelle se voit une convexité (fig. 16). Près du bord tranchant cette surface est généralement presque plate dans le sens mésio-distal, mais elle est quelquefois concave ou légèrement convexe; elle devient convexe à mesure qu'on approche de la crête linguo-gingivale. Dans bon nombre de cas, on observe une légère crête au centre de cette surface, avec une concavité superficielle de chaque côté; cette crête marque la jonction des lobes, et s'étend du voisinage du bord tranchant à la crête linguo-gingivale (fig. 15). Les surfaces **mésiale** et **distale** sont convexes près du bord tranchant, mais s'aplatissent, et parfois deviennent légèrement concaves vers la ligne gingivale.

31. Les **racines** des incisives inférieures sont grêles et fort aplaties dans leur diamètre mésio-distal, et assez souvent légèrement sillonnées sur les côtés mésial et distal. La surface labiale de la couronne et de la racine, dans sa longueur, représente presque un arc de cercle (fig. 17) bien que la courbe de la surface de la couronne soit ordinairement un peu plus grande que celle de la racine (fig. 16).

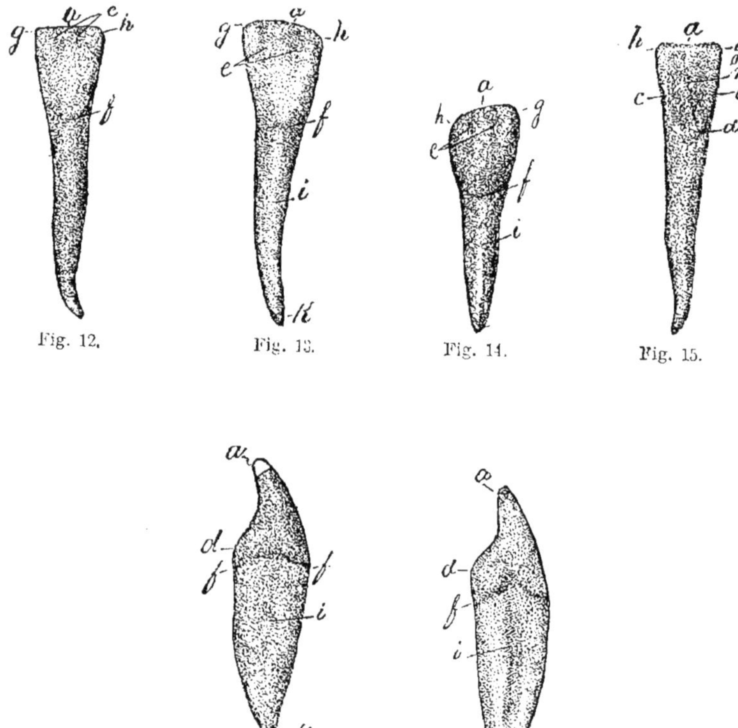

Fig. 12. Fig. 13. Fig. 14. Fig. 15.

Fig. 16. Fig. 17.

FIG. 12* (Par. 29).—INCISIVE CENTRALE INFÉRIEURE GAUCHE, SURFACE LABIALE. Racine longue. *a*, Bord tranchant; *c*, sillons labiaux; *f*, ligne gingivale; *g*, angle mésial; *h*, angle distal.

FIG. 13* (Par. 29).—INCISIVE LATÉRALE INFÉRIEURE GAUCHE, SURFACE LABIALE. Racine longue. *a*, Bord tranchant; *c*, sillons labiaux; *f*, ligne gingivale ; *g*, angle mésial; *h*, angle distal; *i*, corps de la racine; *k*, pointe de la racine.

FIG. 14* (Par. 29).—INCISIVE LATÉRALE INFÉRIEURE DROITE, SURFACE LABIALE. Racine courte. *a*, Bord tranchant; *c*, sillons labiaux; *f*, ligne gingivale; *g*, angle mésial; *h*, angle distal; *i*, corps de la racine; *k*, pointe de la racine.

FIG. 15* (Par. 30).—INCISIVE CENTRALE INFÉRIEURE, SURFACE LINGUALE. *a*, Bord tranchant; *b*, crête marginale mésiale; *c*, crête marginale distale; *d*, crête linguo-gingivale *g*, angle mésial; *h*, angle distal; *m*, crête linguale.

FIG. 16* (Par. 30).—INCISIVE CENTRALE INFÉRIEURE, SURFACE DISTALE. *a*, Bord tranchant; le bord est usé comme le représente la ligne; *d*, crête linguo-gingivale; *f*, *f*, ligne gingivale; *i*, sillon sur le côté distal de la racine; *k*, pointe de la racine.

FIG. 17* (Par. 31).—INCISIVE LATÉRALE INFÉRIEURE DROITE, SURFACE DISTALE, montrant un sillon profond sur la racine. *a*, Bord tranchant; *d*, crête linguo-gingivale; *f*, ligne gingivale; *i*, sillon profond sur la racine; *k*, pointe de la racine.

* Illustration, grandeur 1½.

Avec la permission de The Wilmington Dental Mfg. Co.

La surface linguale de la racine est presque droite, mais elle est convexe dans son tiers apical et va en biais pour former l'apex. Les racines de ces dents sont généralement rectilignes, mais quelquefois l'apex se recourbe du côté distal.

LES CUSPIDES

32. L'homme a quatre **cuspides**, une de chaque côté, à la mâchoire supérieure et à l'inférieure. On les appelle encore canines, ou dents de l'œil. Elles sont situées à l'angle de la bouche, entre l'incisive latérale et la première bicuspide. Ce sont des dents volumineuses, fortes, de forme simple, et solidement implantées dans le procès alvéolaire par une racine forte et longue.

CUSPIDE SUPÉRIEURE

33. La **surface labiale** de la couronne de la cuspide supérieure (fig. 18) est un peu plus étroite dans le sens mésio-distal que celle de l'incisive centrale, avec une longueur presque égale de l'extrémité de la pointe à la ligne gingivale. Au lieu de présenter un bord tranchant rectiligne ou seulement légèrement courbe, comme chez les incisives, la portion centrale de la couronne s'étend en une pointe bien formée (*a*), avec des bords tranchants allant rejoindre les angles mésial et distal (*g*, *h*). De ces deux bords, le distal est légèrement le plus long et, de l'angle à la ligne gingivale, la surface distale est un peu plus courte que la mésiale. Sur les dents non usées, l'angle formé par l'union des bords tranchants pour constituer la pointe est ordinairement à peu près droit ou de 90 degrés. La pointe, d'abord un peu arrondie, finit par s'aplatir et devient bien moins prononcée avec les années. Les deux bords mésial et distal de la surface labiale de la couronne, à partir des angles jusqu'à la ligne gingivale, s'inclinent vers l'axe central de la dent, mais le bord distal plus que l'autre. Il en résulte que la couronne se réduit, au niveau du collet, presque d'un tiers de la partie la plus large de la couronne. La courbure de la ligne gingivale sur cette surface, marquant la terminaison de la couronne, représente environ un quart de cercle. La surface est convexe dans toutes les directions, et

est bien plus arrondie dans le sens mésio-distal qu'elle ne l'est sur les incisives. La convexité plus grande de la direction mésio-distale est déterminée par une crête labiale prononcée (*a*), allant de l'extrémité de la pointe à la ligne gingivale. Cette crête occupe une si grande partie de la surface de la dent que ses bords en sont mal définis. Elle appartient au lobe médian, développé de la plaque médiane, qui chez les incisives est la plus petite des trois, mais est, chez la cuspide, de beaucoup la plus grande. Il y a deux sillons labiaux (*e*), ou un aplatissement de la convexité entre la ligne centrale de la crête et chaque angle marquant la jonction des lobes. Ces sillons disparaissent d'ordinaire, en devenant plus superficiels, avant d'atteindre le centre de la longueur de la couronne. Sur les dents bien formées, cette surface offre un émail uniforme, dépourvu de dépressions ou de sillons.

34. La **surface linguale** (fig. 19) présente la même configuration marginale générale que la surface buccale, tout en étant un peu plus étroite vers la ligne gingivale. Cela vient de ce que l'arc de convexité de la surface linguale, au niveau du collet, appartient à un cercle plus petit que celui de la face buccale et de l'aplatissement des surfaces proximales sur des lignes qui convergent rapidement sur le côté lingual. Cette surface est ordinairement presque plane depuis la pointe jusqu'à la crête linguo-gingivale (ou cingulum), mais elle est quelquefois légèrement concave. La crête **linguo-gingivale** est fortement convexe, et plus longue, depuis la ligne gingivale jusqu'au sommet de la convexité, qu'elle ne l'est sur les incisives (fig. 21 *d*). Dans le sens mésio-distal, cette surface est légèrement convexe à sa partie centrale, par suite de la présence de la crête linguale qui s'étend presque perpendiculairement de la pointe au cingulum. De chaque côté de cette crête, et entre elle et les crêtes marginales, existe une convexité et un sillon légers, mais bien définis, marquant la confluence des lobes. Les **crêtes marginales** naissent des angles mésial et distal pour se réunir à la crête linguo-gingivale. Ordinairement prononcées près des angles, ces crêtes le deviennent beaucoup moins vers la crête gingivale. Celle-ci est proéminente, se soulevant souvent en tubercule ou pointe légère. Parfois cette partie de l'émail offre des replis irréguliers séparés par des sillons, qui sont quelquefois fissurés. Plus rarement le petit tubercule est divisé en deux par un sillon (fig. 20 *n*). Le

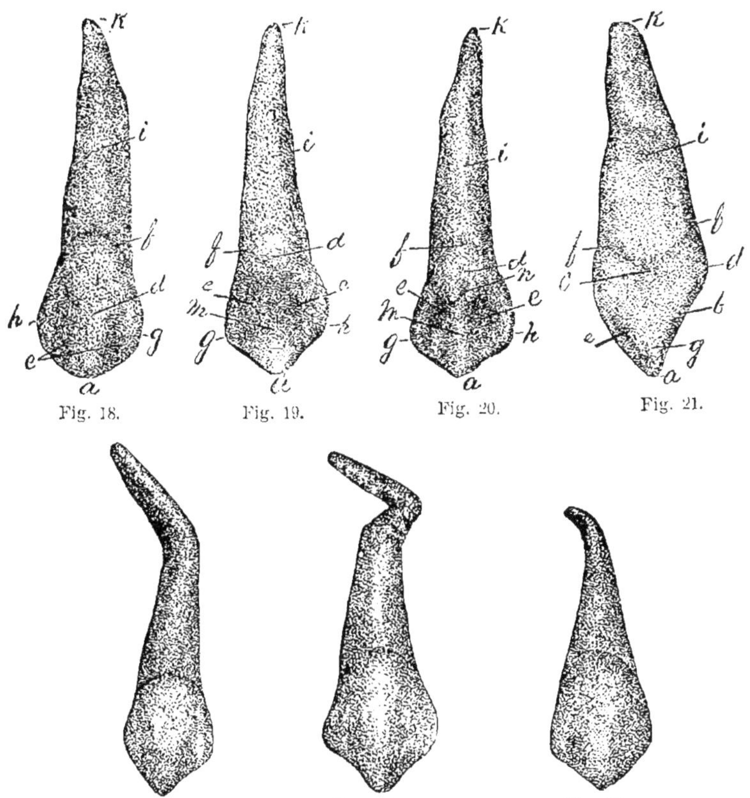

Fig. 18. Fig. 19. Fig. 20. Fig. 21.

Fig. 22. Fig. 23. Fig. 24.

Fig. 18* (Par. 33).—Canine Supérieure Droite, Surface Labiale. *a*, Pointe du tubercule ; *d*, crête labiale ; *c*, sillons labiaux ; *f*, ligne gingivale ; *g*, angle mésial ; *h*, angle distal ; *i*, corps de la racine ; *k*, pointe de la racine.

Fig. 19* (Par. 34).—Canine Supérieure Droite, Surface Linguale. Forme la plus commune. *a*, Pointe du tubercule ; *d*, crête linguo-gingivale ; *c*, *c*, sillons labiaux ; *f*, ligne gingivale ; *g*, angle mésial ; *h*, angle distal ; *i*, corps de la racine ; *k*, pointe de la racine ; *m*, crête linguale.

Fig. 20* (Par. 34).—Canine Supérieure Droite, Surface Linguale de forme irrégulière. *a*, Pointe du tubercule ; *d*, crête linguo-gingivale ; *c*, *c*, sillons linguaux ; *f*, ligne gingivale ; *g*, angle mésial ; *h*, angle distal ; *m*, crête linguale proéminente ; *n*, deux petits tubercules sur la crête linguo-gingivale.

Fig. 21* (Par. 35).—Canine Supérieure Droite, Surface Mésiale. *a*, Pointe du tubercule ; *b*, crête marginale mésiale ; *c*, point légèrement concave de la surface mésiale ; *d*, crête linguo-gingivale ; *e*, sillon labial ; *f*, *f*, ligne gingivale ; *g*, angle mésial ; *i*, corps de la racine ; *k*, pointe de la racine.

Fig. 22* (Par. 37).—Canine Supérieure Gauche, avec racine très-longue et crochue.

Fig. 23* (Par. 37).—Canine Supérieure Droite, avec racine particulièrement crochue.

Fig. 24* (Par. 37).—Canine Supérieure Gauche, avec racine courte et très-petite.

* Illustration, grandeur 1½.

Avec la permission de The Wilmington Dental Mfg. Co.

sillon linguo-gingival est souvent prononcé sur les dents non usées.

35. La **surface mésiale**, près de l'angle (fig. 21), est convexe dans toutes les directions, mais s'aplatit et parfois devient légèrement concave, au voisinage de la ligne gingivale (*c*).

36. La **surface distale** est semblable à la mésiale, mais plus convexe, et d'ordinaire bien arrondie dans le sens labio-lingual du côté de la ligne gingivale. Mais dans la direction du grand axe de la dent, cette surface, par suite de la saillie de l'angle distal, est d'abord convexe, puis concave vers la ligne gingivale surtout au collet et dans son voisinage. La courbure labio-linguale de la ligne gingivale est d'environ 2^{mm} 5 variant de 1 à 3 ^{mm} 5 sur la surface mésiale, et un peu moins sur la distale.

37. La **racine** de la cuspide supérieure est la plus longue des racines dentaires chez l'homme, mesurant, d'après mes observations, $17^{mm}5$, et variant de 11 à 21^{mm}, depuis l'apex jusqu'à la ligne gingivale sur la face labiale. Elle est de forme irrégulièrement conique, s'effilant depuis le collet jusqu'à l'apex. Son diamètre labio-lingual est un peu supérieur au mésio-distal, d'où l'aspect aplati de la racine ; mais elle est rarement tout à fait plate sur les surfaces mésiale ou distale. Dans la plupart des cas, le corps de la racine est droit et va s'effilant en une pointe grêle, qui souvent se recourbe dans un sens ou dans l'autre ; mais cette racine présente de grandes variations de forme. Fréquemment elle est très crochue, peut-être parce que, au moment de son évolution, elle est souvent pressée par les dents adjacentes, ce qui interrompt sa croissance en ligne droite (voir fig. 22, 23, 24).

CUSPIDES INFÉRIEURES

38. Dans leur configuration générale, les cuspides inférieures ressemblent tellement aux supérieures qu'il suffira d'en décrire les différences. Elles sont un peu plus petites que celles du haut, mais leurs couronnes étant légèrement plus longues, elles paraissent plus effilées. La **surface mésiale** de ces dents est ordinairement presque droite dans toute la largeur de la couronne et de la racine (fig. 25 et 26), de sorte que l'excès de largeur de la couronne sur la racine porte principalement sur la face distale. Ce fait produit une

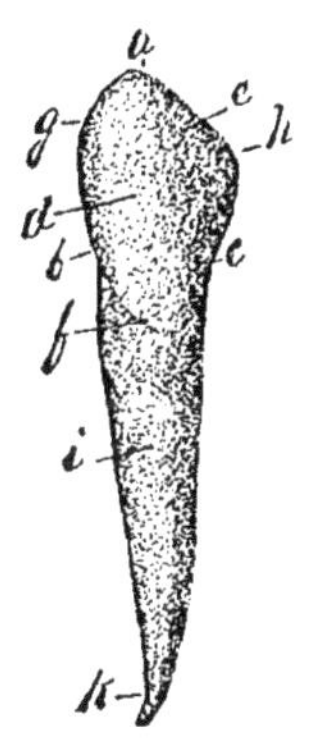

Fig. 25.

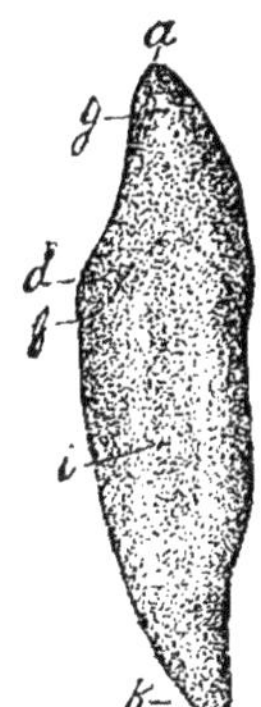

Fig. 26.

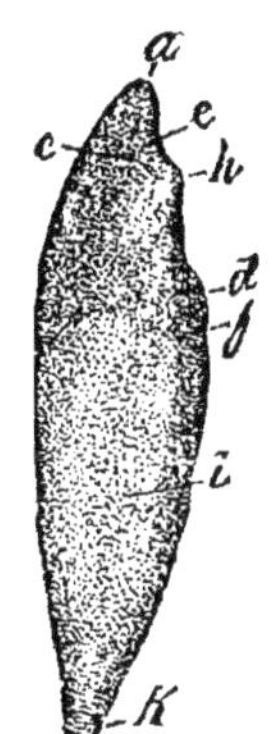

Fig. 27.

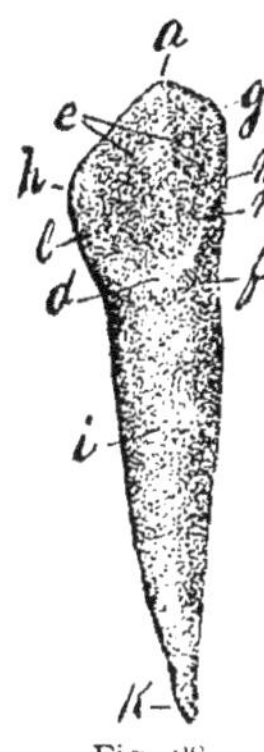

Fig. 28.

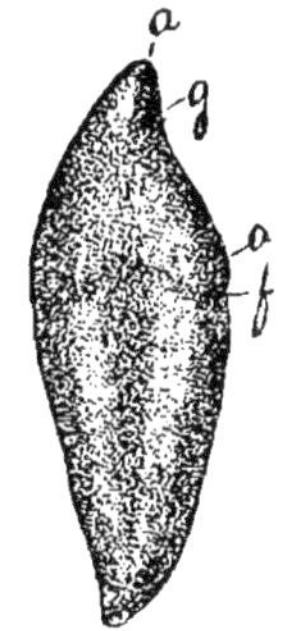

Fig. 29.

FIG. 25* (Par. 33).—CANINE INFÉRIEURE GAUCHE, SURFACE LABIALE. *a*, Pointe du tubercule ; *b*, face mésiale ; *c*, face distale ; *d*, crête labiale ; *e*, sillon labial distal ; *f*, ligne gingival ; *g*, angle mésial ; *h*, angle distal ; *i*, corps de la racine ; *k*, pointe de la racine.

FIG. 26* (Par. 38).—CANINE INFÉRIEURE GAUCHE, SURFACE MÉSIALE. *a*, Pointe du tubercule ; *d*, crête linguo-gingivale ; *f*, ligne gingivale ; *g*, angle mésial ; *i*, corps de la racine, nettement aplati ; *k*, pointe de la racine.

FIG. 27* (Par. 38).—CANINE INFÉRIEURE GAUCHE, SURFACE DISTALE. *a*, Pointe du tubercule ; *c*, sillon labial ; *d*, crête linguo-gingivale ; *e*, concavité du bord tranchant distal traversée par le sillon ; *f*, ligne gingivale ; *h*, angle distal ; *i*, corps de la racine ; *k*, dointe de la racine.

FIG. 28* (Par. 39).—CANINE INFÉRIEURE GAUCHE, SURFACE LINGUALE. *a*, Pointe du tubercule ; *d*, crête linguo-gingivale ; *e*, sillons linguaux ; *f*, ligne gingivale ; *g*, angle mésial ; *h*, angle distal ; *i*, corps de la racine ; *k*, pointe de la racine ; *l*, crête marginale distale ; *m*, crête linguale ou triangulaire ; *n*, crête marginale mésiale.

FIG. 29* (Par. 40).—CANINE INFÉRIEURE DROITE, SURFACE MÉSIALE. *a*, Pointe du tubercule ; *d*, crête linguo-gingivale ; *f*, ligne gingivale ; *g*, angle mésial. Racine courte et épaisse.

*** Illustration, grandeur 1½.**

Avec la permission de The Wilmington Dental Mfg. Co.

proéminence marquée de l'angle distal. Dans bon nombre de cas, il en résulte encore que la dent paraît recourbée avec une concavité considérable sur le côté distal. Sur les dents jeunes, non usées, la pointe est un peu plus saillante et effilée sur la cuspide supérieure, et le bord tranchant distal est proportionnellement plus long ; mais comme l'extrémité de cette pointe se rencontre directement avec les dents supérieures, elle ne tarde pas à s'émousser par l'usure, ou à s'aplatir en s'inclinant du côté labial.

39. La **surface linguale** (fig 28) est très lisse et les crêtes sont moins saillantes que sur la cuspide supérieure. Le tubercule de la crête linguo-gingivale est rare. Les lignes ou sillons de développement sont les mêmes que celles des cuspides du haut, mais moins proéminentes. Généralement, on peut cependant les observer sur les dents non usées. Il est rare de rencontrer des fissures sur n'importe quelle partie de cette dent.

40. La **racine** de la cuspide inférieure (fig. 25 à 29) est plus courte que celle de la supérieure, et généralement plus aplatie dans le diamètre mésio-distal, présentant souvent des sillons profonds. Dans des cas rares, la racine se divise près de son extrémité. Cette racine est presque droite et assez souvent sa face linguale est à peu près plane, tandis que la face labiale de la racine et de la couronne présente une convexité presque régulière. La racine n'est pas aussi souvent crochue que celle de la cuspide supérieure, quoique comme dans celle-ci, elle tende beaucoup à se terminer en un apex effilé et souvent se recourbe légèrement dans la direction labiale.

LES BICUSPIDES

41. Il y a **huit bicuspides ou prémolaires**, deux de chaque côté à la mâchoire supérieure et deux de chaque côté au maxillaire inférieur. Aussi distingue-t-on la *première* et la *seconde* bicuspide. Elles sont situées entre les canines et les premières molaires et elles représentent la quatrième et la cinquième dent à partir de la ligne médiane. Les bicuspides, quoique différentes des incisives et des canines par le contour de leur couronne, ont le même nombre de parties primaires ou *lobes*, qui ont une distribution semblable. En réalité, elles sont formées sur le même plan général. Le changement de forme résulte d'une différence dans le développement relatif des parties, par suite

de laquelle le cingulum, c'est-à-dire la crête linguo-gingivale, se soulève en une *pointe linguale* considérable ; celle-ci, dans les bicuspides supérieures, est aussi saillante ou à peu près que le tubercule buccal, tandis que dans les bicuspides inférieures, surtout dans la première, elle est moins proéminente. Le lobe moyen constitue encore une partie relativement plus grande de la portion buccale de la couronne que chez les incisives et les canines, tandis que les lobes mésial et distal sont comparativement plus petits. Par le fait du développement du tubercule lingual des bicuspides supérieures, le sillon linguo-gingival des incisives et des canines (voir parag. 21) se trouve porté à la partie centrale de la couronne qu'il traverse, du côté mésial au distal, dans une dépression profonde (fig. 30). Il est naturellement divisé, par les creux mésial et distal qui se trouvent à sa jonction avec les sillons triangulaires, en trois parties : mésiale (*o*), centrale (*l*) et distale (*p*). Chez les bicuspides inférieures le lobe lingual est souvent très petit et le trajet des sillons irrégulier.

PREMIÈRE BICUSPIDE SUPÉRIEURE

42. Le **contour de la surface triturante** de la première bicuspide supérieure (fig. 30), vue de face, présente une forme irrégulièrement quadrilatérale ou trapézoïde. Le diamètre bucco-lingual est d'environ 2/9es supérieur au mésio-distal. Les surfaces proximales aplaties convergent vers la face linguale, de sorte que la portion buccale est un peu plus grande que la linguale dans le sens mésio-distal. Les bords buccal et lingual sont convexes. La convexité buccale forme un arc d'environ un quart de cercle et se fusionne avec les surfaces proximales par des angles obtus, mais bien définis (*h*, *g*). Le bord lingual forme un arc de près d'un demi-cercle, et se fusionne avec les faces proximales sans aucune saillie angulaire.

43. La **surface triturante** offre deux **tubercules** proéminents, le buccal (*a*) et le lingual (*b*), et elle est traversée dans le sens mésio-distal par un sillon profond. Le **tubercule buccal** est le plus volumineux et forme le point terminal de la surface buccale. De l'extrémité de ce tubercule, partent quatre crêtes divergeant à angle droit. Deux de ces crêtes représentent des bords tranchants et vont aux angles mésial (*h*) et distal (*g*), où ils rejoignent les crêtes marginales. La crête buccale centrale (*c*) s'étend au centre de la surface

buccale vers la ligne gingivale, formant la convexité de cette surface. La crête triangulaire (*f*) descend vers la partie centrale de la couronne où elle rejoint une crête semblable venant du tubercule lingual (*i*) pour former la crête transversale, où elle se termine dans une gouttière sillonnée centrale (*l*). Le **tubercule lingual** (*b*) a la forme d'un croissant ; sa convexité constitue le bord d'occlusion de la surface linguale. Au lieu d'une pointe bien définie, ce tubercule présente d'ordinaire un bord mousse, qui se réunit aux deux angles avec les crêtes marginales. La crête triangulaire linguale (*i*) s'étend de l'extrémité centrale du tubercule au sillon central, pour concourir, avec la crête de même nom du tubercule buccal, à la formation de la crête transversale, quand elle n'en est pas séparée par une profonde dépression centrale. Cette crête est rarement proéminente. Très souvent, l'inclinaison centrale du tubercule lingual représente une surface unie.

44. Les **crêtes marginales mésiale** (*d*) et **distale** (*c*) sont de fortes crêtes d'émail qui représentent les terminaisons mésiale et distale des bords tranchants du tubercule buccal, et forment les bords mésial et distal de la surface triturante. Elles se réunissent à la crête constituant le tubercule lingual, ou bien elles en sont séparées, ce qui est l'ordinaire, par les sillons mésial et distal, bien que ces sillons soient souvent indistincts, surtout chez les dents un peu usées.

45. La **surface d'occlusion des bicuspides** offre cinq *sillons de développement* : central (*l*), mésial (*o*), distal (*p*), triangulaire mésial (*m*) et triangulaire distal (*n*). Le sillon central, profond, divise les crêtes triangulaires, ou passe par-dessus leur point de jonction, sous forme de ligne superficielle, pour s'enfoncer dans un creux triangulaire aux deux extrémités. Les sillons mésial et distal sont en réalité des prolongements du central, passant par-dessus les crêtes marginales sous forme de lignes très fines, ou à l'état de sillons mieux définis marquant la limite du lobe lingual. Ils sont rarement fissurés, tandis que le sillon central l'est souvent dans tout son trajet. Les sillons triangulaires, mésial (*m*) et distal (*n*), se dirigent des creux distal et mésial vers les angles de même nom, en séparant les crêtes marginales des triangulaires. Ils sont quelquefois fissurés dans la première partie de leur trajet, et se perdent généralement vers les angles buccaux en devenant plus superficiels ; mais,

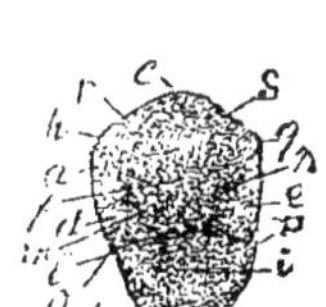

Fig. 30.

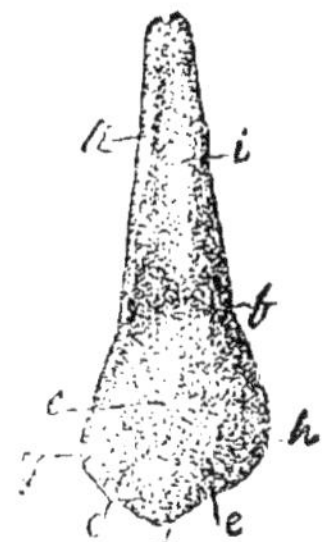

Fig. 31.

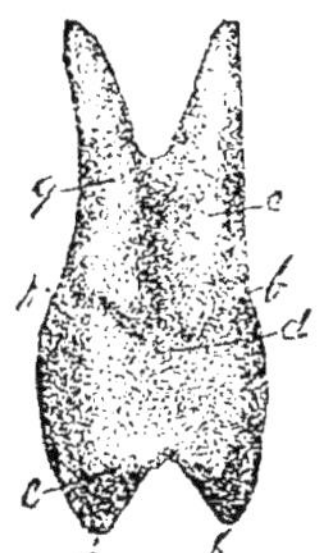

Fig. 32.

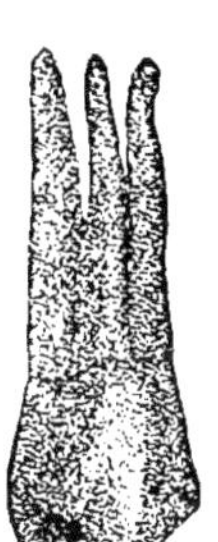

Fig. 33.

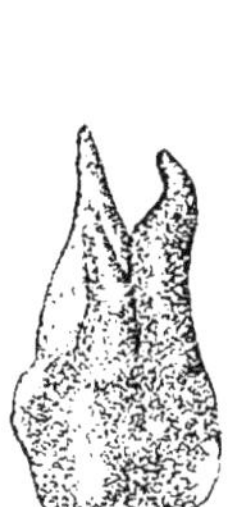

Fig. 34.

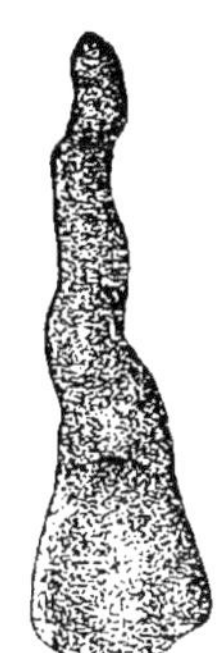

Fig. 35.

FIG 30* (Par. 42).– PREMIÈRE BICUSPIDE SUPÉRIEURE GAUCHE, FACE TRITURANTE. *a*, Pointe du tubercule buccal ; *b*, tubercule lingual ; *c*, crête buccale : *d*, crête marginale mésiale ; *e*, crête marginale distale ; *f*, crête triangulaire du tubercule buccal ; *g*, angle distal ; *h*, angle mésial ; *i*, crête triangulaire du tubercule lingual ; *l*, sillon central ; *o*, sillon mésial ; *p*, sillon distal ; *n*, *m*, sillons triangulaires ; *r*, *s*, sillons buccaux.

FIG. 31* (Par. 46).—PREMIÈRE BICUSPIDE SUPÉRIEURE GAUCHE, SURFACE BUCCALE. *a*, Tubercule buccal ; *c*, crête buccale ; *c*, *c*, sillons buccaux ; *f*, ligne gingivale ; *g*, angle mésial ; *h*, angle distal ; *i*, racine buccale , *k*, racine linguale.

FIG. 32* (Par. 48).—PREMIÈRE BICUSPIDE SUPÉRIEURE DROITE, SURFACE MÉSIALE. *a*, Tubercule buccal ; *b*, tubercule lingual : *c*, angle mésial ; *d*, face mésiale et point où il existe souvent une concavité ; *f*, *f*, ligne gingivale ; *e*, racine linguale ; *g*, racine buccale.

FIG. 33* (Par. 50).—PREMIÈRE BICUSPIDE SUPÉRIEURE, à trois racines ; angle bucco-mésial.

FIG. 34* (Par. 50).—PREMIÈRE BICUSPIDE SUPÉRIEURE, à trois racines courtes et de forme particulière.

FIG. 35* (Par. 50).—PREMIÈRE BICUSPIDE SUPÉRIEURE, à racine unique, très-longue et crochue.

---

* Illustration, grandeur $1\frac{1}{2}$.

Avec la permission de The Wilmington Dental Mfg. Co.

sur les dents jeunes, non usées, on peut souvent les suivre sous forme d'une ligne fine passant sur les bords tranchants du tubercule buccal près des angles, et aboutissant aux sillons buccaux (*r*, *s*). Ce sont les traces de confluence des lobes mésial et distal avec le lobe moyen. Sur l'inclinaison centrale du tubercule lingual, on trouve souvent des sillons supplémentaires rencontrant les sillons triangulaires du côté buccal. Ces derniers sont parfois fissurés à une faible distance de leur jonction avec le sillon central.

46. La **face buccale** de la première bicuspide supérieure (fig. 31) est semblable à la face labiale de la canine (voir parag. 33). Le tubercule est ordinairement plus près du centre de la couronne, de sorte que les bords tranchants, qui s'étendent du sommet du tubercule aux deux angles, sont à peu près d'égale longueur. Dans quelques cas, c'est le bord distal qui est le plus long, mais généralement c'est le mésial. Dans la moitié gingivale de sa longueur, cette surface est lisse et convexe dans le sens mésio-distal ; mais plus loin, vers le bord d'occlusion, la crête buccale, qui se termine par le tubercule, devient plus saillante, et un sillon superficiel (*e*, *e*) apparaît de chaque côté de la crête, ou bien entre elle et les angles. Cette surface se rétrécit encore considérablement vers le bord gingival, presque également sur le côté mésial et le distal, de sorte que la couronne semble beaucoup plus large à la surface triturante.

47. La **surface linguale** est régulièrement convexe dans la direction mésio-distale. Depuis la marge gingivale jusqu'au sommet du tubercule lingual, elle est souvent plane, mais plus généralement elle est légèrement convexe, presque autant que la surface bucccale dans bon nombre de cas.

48. La **surface mésiale** (fig. 32) est fort aplatie dans le sens bucco-lingual, mais généralement elle présente une légère convexité près de la ligne gingivale. Dans la direction de cette dernière ligne au bord d'occlusion, cette surface est légèrement convexe dans toute son étendue, mais avec une différence sur chaque moitié de sa largeur : la moitié linguale s'arrondit de plus en plus jusqu'à la surface triturante, tandis que la moitié buccale est presque plane jusqu'à l'angle (1).

(1) La forme des surfaces proximales importe surtout pour faire les obturations de contour, car toute concavité augmente les difficultés d'obtenir des marges nettes et convenables au bord gingival. La convexité inégale

49. La forme de la **surface distale** rappelle assez bien celle de la mésiale, elle est seulement un peu plus convexe dans tous les sens et elle offre rarement de concavité.

50. La **racine** de la première bicuspide supérieure est d'ordinaire ou fort aplatie et sillonnée sur ses côtés distal et mésial, ou séparée en deux parties, au tiers ou aux deux tiers de sa longueur, pour constituer ainsi deux racines, une *buccale* et une *linguale*. Plus de la moitié de ces dents ont leur racine bifurquée de la sorte. Alors, les racines s'effilent régulièrement jusqu'à l'apex plus grêle. La racine non divisée tend au contraire à avoir une pointe obtuse. Parfois, cette dent présente trois divisions de la racine, deux buccales et une linguale (fig. 33 et 34). Dans quelques cas, la racine est très crochue ou tortueuse (fig. 35).

SECONDE BICUSPIDE SUPÉRIEURE

51. La **seconde bicuspide supérieure** ressemble tellement à la première, ci-dessus décrite, qu'il suffira d'indiquer les différences. Elle est un peu plus petite, et plus grêle dans tous les sens (1). La forme générale de la *surface triturante* (fig. 36) est semblable à celle de la première bicuspide. Elle présente un tubercule buccal et un lingual, des sillons, des fissures, des crêtes et des dépressions analogues. La hauteur moyenne des tubercules est bien moindre que dans la première bicuspide. Les crêtes marginales sont relativement plus larges, les creux mésial et distal plus rapprochés l'un de l'autre, et le sillon central est plus court. Les sillons triangulaires rejoignent le sillon central plus près du centre mésio-distal de la dent, ce qui rend la crête triangulaire plus étroite et plus aiguë. Dans bon nombre de cas, l'émail de la surface triturante se soulève en plusieurs rides superficielles, formant des sillons supplémentaires qui rayonnent du sillon central, fait qui ne s'observe que rarement sur la première bicuspide. Le tubercule buccal est un peu plus rapproché de l'angle mésial que du distal, ce qui donne au bord distal un peu plus de longueur.

des moitiés buccale et linguale est importante, et exige une adaptation spéciale des instruments pour obtenir un contour parfait et avoir des marges bonnes et nettes.

(1) D'après l'opinion vulgaire, la seconde biscupide est la plus grosse.

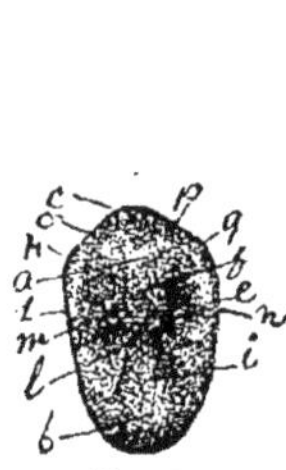
Fig. 36.

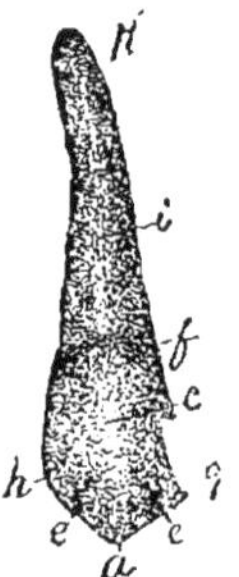
Fig. 37.

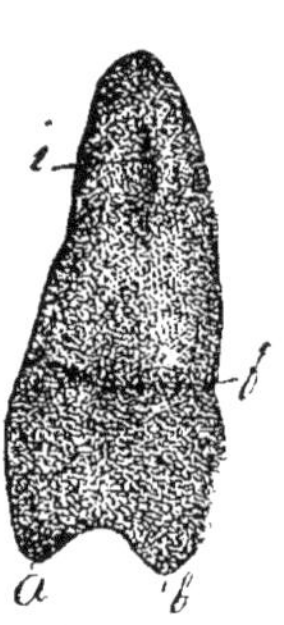

Fig. 38.

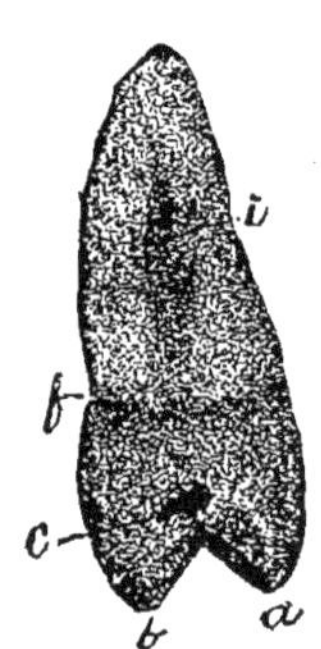

Fig. 39.

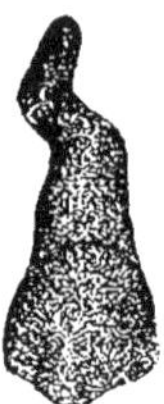
Fig. 40.

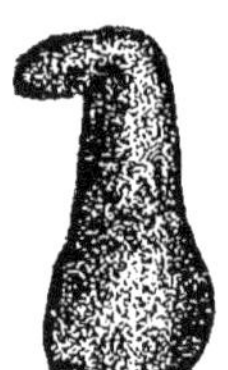
Fig. 41.

FIG. 36* (Par. 51).—SECONDE BICUSPIDE SUPÉRIEURE DROITE, FACE TRITURANTE. *a*, Pointe du tubercule buccal ; *b*, tubercule lingual ; *c*, crête buccale ; *c*, crête marginale mésiale ; *d*, crête marginale distale ; *f*, crête triangulaire du tubercule buccal ; *g*, angle mésial ; *h*, angle distal ; *i*, crête triangulaire du tubercule lingual ; *l*, sillon central ; *m*, *n*, sillons triangulaires ; *o*, *p*, sillons buccaux.

FIG. 37* (Par. 52).—SECONDE BICUSPIDE SUPÉRIEURE DROITE, SURFACE BUCCALE. *a*, Pointe du tubercule buccal ; *c*. crête buccale ; *c*, *c*, sillons buccaux ; *f*, ligne gingivale ; *g*, angle mésial ; *h*, angle distal ; *i*, corps de la racine ; *k*, pointe de la racine.

FIG. 38* (Par. 52).—SECONDE BICUSPIDE SUPÉRIEURE DROITE, SURFACE MÉSIALE. *a*, Tubercule buccal ; *b*, tubercule lingual ; *f*, ligne gingivale ; *i*, sillons sur le côté mésial de la racine.

FIG. 39* (Par. 52).—SECONDE BICUSPIDE SUPÉRIEURE DROITE, SURFACE DISTALE. *a*, Tubercule buccal ; *b*, tubercule lingual ; *c*, cavité de carie près du point de contact proximal ; *f*, ligne gingival ; *i*, sillon sur le côte distal de la racine.

FIG. 40* (Par. 53).—SECONDE BICUSPIDE SUPÉRIEURE, à racine très-crochue.

FIG. 41*(Par. 53).—SECONDE BICUSPIDE SUPÉRIEURE, à racine recourbée en crochet très-court.

* Illustration, grandeur 1½.
Avec la permission de The Wilmington Dental Mfg. Co.

52. Dans le sens mésio-distal, la **surface buccale** (fig. 37) n'est pas aussi large à la surface d'occlusion, et est un peu plus large au collet, de telle sorte qu'elle ne présente pas autant l'apparence de couronne en cloche que le fait la première bicuspide. Cette surface offre d'ailleurs les mêmes contours et les mêmes caractères, mais moins nettement définis. Les **surfaces mésiale** et **distale** (fig. 38 et 39) sont généralement un peu plus convexes, et la couronne est plus régulièrement arrondie. La surface mésiale montre rarement une concavité. La **surface linguale** est d'ordinaire un peu plus arrondie vers le bord tranchant ou la crête du tubercule. En général, le côté distal du tubercule lingual est arrondi au point d'amener le sommet du tubercule vers le côté mésial de la ligne centrale de la dent. La **ligne gingivale**, dans son trajet autour du collet de l'organe, ne fait qu'une légère courbure labio-linguale sur la face mésiale. Il n'y a généralement pas de courbure sur la face distale.

53. La racine de la seconde bicuspide supérieure est un peu plus longue que celle de la première, tandis que sa couronne est légèrement plus courte, ce qui fait paraître considérable l'augmentation de longueur proportionnelle. La racine se divise rarement en un point quelconque de sa longueur, mais elle est fort aplatie depuis le collet jusqu'à l'apex. Le côté mésial est souvent creusé d'un sillon profond dans le tiers terminal de sa longueur ; le côté distal est moins fréquemment sillonné. La racine s'effile très graduellement en restant large dans son diamètre bucco-lingual et se termine en pointe mousse. Sur quelques échantillons, la racine s'effile rapidement, s'arrondit et se termine par une pointe grêle. Les racines crochues sont plus fréquentes sur cette dent que chez les autres bicuspides (fig. 40 et 41).

PREMIÈRE BICUSPIDE INFÉRIEURE

54. Cette dent est la plus petite des bicuspides. La **face triturante** diffère beaucoup de celle de la première bicuspide supérieure. Le tubercule lingual existe à peine et cette dent mériterait à peine le nom de bicuspide, n'était son association. Le tubercule buccal est volumineux et saillant, et sa surface s'incline tellement du côté lingual que, vue suivant l'axe longitudinal de la dent, sa pointe se trouve éloignée d'environ un tiers du contour buccal

de la couronne (fig. 42 et 43). Ce tubercule présente les mêmes crêtes partant de son sommet que celles décrites pour la première bicuspide supérieure (parag. 43), mais les deux qui forment les bords tranchants offrent une courbe à convexité dirigée du côté buccal et se fondent dans les crêtes marginales par des angles plus arrondis. La crête triangulaire buccale est étroite et proéminente (*f.*) et rejoint la crête (ou cusp) linguale (*b*), en formant une crête transversale complète. Celle-ci, dans bon nombre de cas, se défléchit du côté mésial ou distal. Sur les dents jeunes, le sillon central croise souvent la crête transversale sous forme d'une ligne fine, qui disparaît bientôt par l'usure. Cependant, il n'est pas rare de voir la crête transversale divisée par une gouttière profondément sillonnée. On observe une dépression profonde aux extrémités distale et mésiale du sillon central, ou de chaque côté de la crête transversale (*c*, *d*), à partir de laquelle les sillons triangulaires, qui séparent les crêtes marginales de la triangulaire ou de la transversale, se dirigent vers les angles mésial et distal. Sur beaucoup de dents jeunes, ces sillons se laissent suivre sur les bords tranchants jusqu'à la surface buccale, marquant la confluence du lobe central avec les lobes buccaux, mésial et distal.

55. Le **lobe lingual** varie beaucoup dans son volume et son contour. Il est séparé des trois lobes buccaux par les sillons central, mésial et distal, et souvent il n'occupe qu'une petite portion du bord lingual de la face triturante. Les sillons qui le délimitent sont souvent indistincts ou oblitérés par l'usure. Ce lobe peut former une crête de hauteur uniforme et rejoindre les crêtes marginales, ou bien se soulever en un ou plusieurs tubercules. Il peut encore s'élever en une petite pointe située centralement ou d'un côté de la ligne centrale de la dent.

56. Les **crêtes marginales** sont quelquefois fort petites, mais le plus souvent elles sont bien développées, faisant bomber les surfaces mésiale et distale, ce qui donne à la dent un aspect en cloche prononcé. Leur longueur varie avec le volume du lobe lingual.

57. La **surface buccale** (fig. 44) est convexe dans tous les sens. Le tubercule de même nom incline du côté distal et il ressemble à celui de la première bicuspide supérieure, seulement la convexité de sa surface est plus grande. Comme l'occlusion se fait directement sur la pointe du tubercule, ainsi que cela a lieu pour les dents

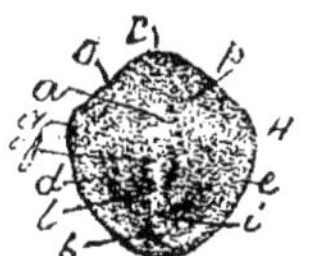
Fig. 42.

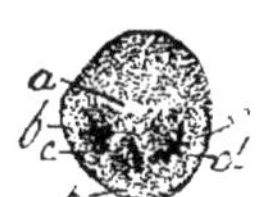
Fig. 43.

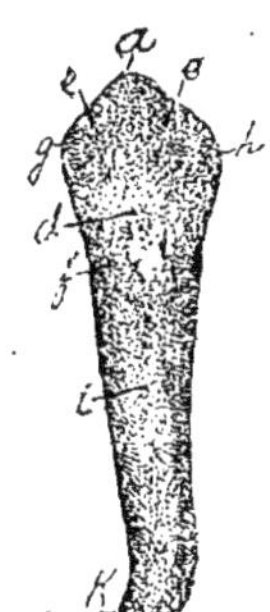
Fig. 44.

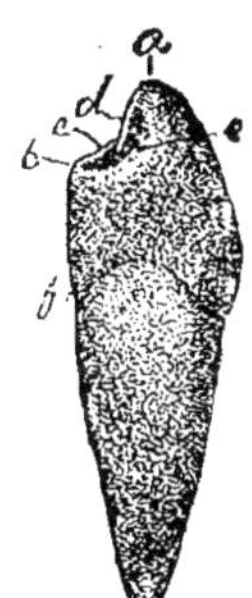
Fig. 45

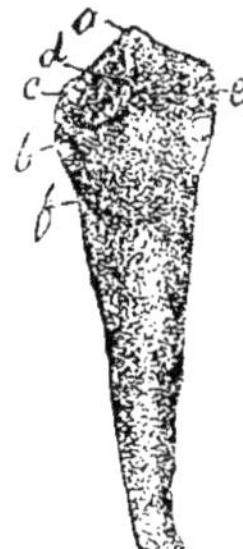
Fig. 46.

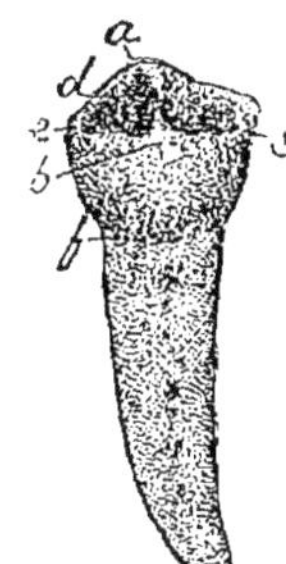
Fig. 47.

FIG. 42* (Par. 51).—PREMIÈRE BICUSPIDE INFÉRIEURE DROITE, FACE TRITURANTE. *a*, Pointe du tubercule buccal ; *b*, crête ou tubercule lingual ; *c*, crête buccale ; *d*, crête marginale mésiale ; *e*, crête marginale distale ; *f*, crête triangulaire du tubercule buccal ou crête triangulaire buccale ; *g*, angle mésial ; *h*, angle distal ; *i*, sillon central traversant la crête transversale ; *l*, creux mésial ; *o*, *p*, sillons buccaux.

FIG. 43* (Par. 54).—PREMIÈRE BICUSPIDE INFÉRIEURE, FACE TRITURANTE. *a*, Pointe du tubercule buccal ; *b*, crête ou tubercule lingual ; *c*, crête triangulaire du tubercule buccal défléchi d'un côte ; *d*, sillon triangular avec fissure ; *e*, sillon marginal mésial ; *f*, sillon marginal distal.

FIG. 44* (Par. 57).—PREMIÈRE BICUSPIDE INFÉRIEURE DROITE, SURFACE BUCCALE. *a*, Tubercule buccal ; *d*, crête buccale ; *e*, *e*, sillons buccaux ; *f*, ligne gingivale ; *g*, angle distal, *h*, angle mésial ; *i*, corps de la racine ; *k*, pointe de la racine.

FIG. 45* (Par. 58).—PREMIÈRE BICUSPIDE INFÉRIEURE GAUCHE, SURFACE MÉSIALE. *a*, Tubercule buccal ; *b*, crête ou tubercule lingual ; *c*, crête marginale distale ; *d*, crête triangulaire du tubercule buccal ; *e*, crête marginale mésiale ; *f*, ligne gingivale.

FIG. 46* (Par. 59).—PREMIÈRE BICUSPIDE INFÉRIEURE GAUCHE, SURFACE LINGUALE *a*, Tubercule buccal ; *b*, crête ou tubercule lingual ; *c*, crête marginale distale ; *d*, crête triangulaire du tubercule buccal ; *e*, crête marginale mésiale ; *f*, ligne gingivale.

FIG. 47* (Par. 59).—PREMIÈRE BICUSPIDE INFÉRIEURE DROITE, FACE LINGUALE. *a*, Tubercule buccal ; *b*, crête ou tubercule lingual ; *d*, crête triangulaire du tubercule buccal ; *e*, *e*, crêtes marginales ; *f*, ligne gingivale.

* Illustration, grandeur 1½.

Avec la permission de The Wilmington Dental Mfg. Co.

antérieures du bas en général, cette pointe ne tarde guère à perdre sa proéminence par l'usure.

58. Les **surfaces mésiale** et **distale** sont convexes dans le sens bucco-lingual. Dans la direction de la marge triturante à la ligne gingivale, elles sont généralement concaves, au-dessous de la convexité de la marge triturante immédiate. Celle-ci bombe d'une façon assez prononcée pour donner une forme en cloche marquée. La concavité des surfaces mésiale et distale ne se voit pas aussi bien du côté buccal que du côté lingual. Le bombement de la couronne le plus grand et la plus grande concavité s'observent vers la portion linguale.

59. La **surface linguale** (fig. 46 et 47) est régulièrement arrondie dans ladirection mésio-distale et légèrement convexe dans le sens longitudinal de la dent.Elle n'a guère que la moitié de la longueur de la surface buccale (sur lesdents non usées) et quand on l'examine à angle droit avec l'axe longitudinal de la dent, on voit la totalité de la face triturante du côté lingual du tubercule buccal, sauf les creux et les sillons.

60. Le **collet** de la dent offre une forte constriction et une ligne gingivale profonde. Aussi est-il particulièrement difficile d'y bien ajuster une bande pour l'application d'une couronne artificielle. La courbure de la ligne horizontale est bien moindre que sur la première bicuspide supérieure, la moyenne étant inférieure à un millimètre (voir le tableau des mensurations).

61. La **racine** de cette dent est quelque peu aplatie au collet,sur des lignes qui convergent rapidement vers le côté lingual ; elle est souvent sillonnée sur les faces mésiale et distale et quelquefois bifurquée. Elle s'effile régulièrement, avec une tendance à se renfler à l'apex, mais se termine généralement en une pointe grêle. La racine est d'ordinaire droite, ou bien la surface linguale est plane et la buccale convexe. Cette convexité s'étend depuis l'apex jusqu'à la pointe de la couronne, ce qui donne cet aspect caractéristique si particulier aux dents antérieures du bas.

SECONDE BICUSPIDE INFÉRIEURE

62. La seconde bicuspide inférieure est un peu plus longue que la première et à peu près de même forme ; toutefois, le tubercule lingual

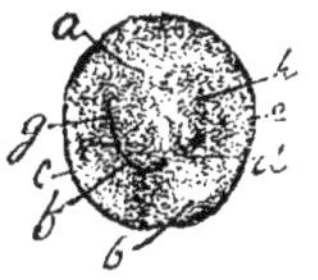
Fig. 48.

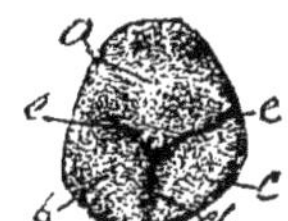
Fig. 49.

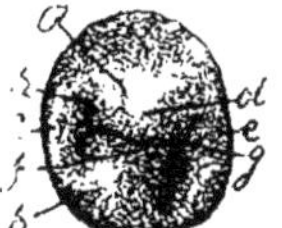
Fig. 50.

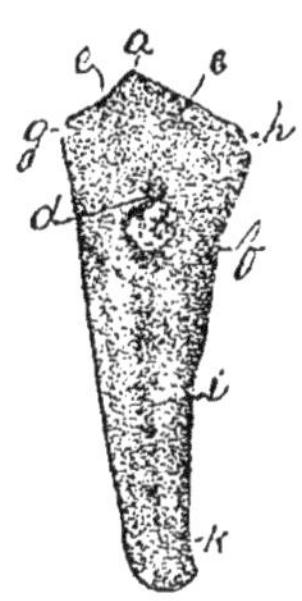
Fig. 51.

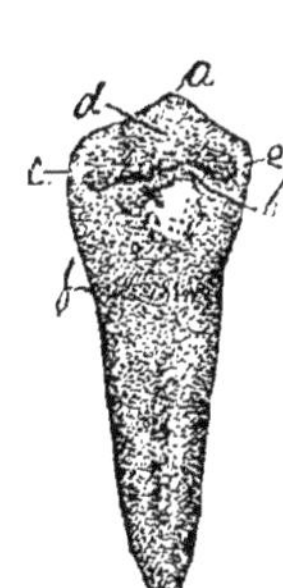
Fig. 52.

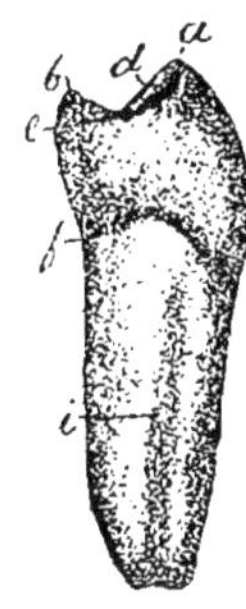
Fig. 53.

Fig. 48* (Par. 62).—Seconde Bicuspide Inférieure Gauche, Face Triturante. *a*, Tubercule buccal ; *b*, crête ou tubercule lingual ; *c*, *c*, crêtes marginales ; *d*, *f*, creux ; *g*, *h*, sillons triangulaires.

Fig. 49* (Par. 62).—Seconde Bicuspide Inférieure Droite, Face Triturante, à trois tubercules. *a*, Tubercule buccal ; *b*, tubercule mésio-lingual ; *c*, tubercule disto-lingual ; *d*, sillon lingual ; *e*, *e*, sillons mésial et distal.

Fig. 50* (Par. 62).—Seconde Bicuspide Inférieure Droite, Face Triturante, avec sillon central rectiligne. *a*, Tubercule buccal ; *b*, tubercule lingual ; *c*, *c*, crêtes marginales; *d*, crête triangulaire du tubercule buccal ; *f*, sillon central ; *g*, *h*, sillons triangulaires.

Fig. 51* (Par. 63).—Seconde Bicuspide Inférieure Gauche, Surface Buccale. *a*, Tubercule buccal ; *d*, crête buccale ; *e*, *c*, sillons buccaux ; *f*, ligne gingivale ; *g*, angle mésial ; *h*, angle distal ; *i*, corps de la racine ; *k*, pointe de la racine.

Fig. 52* (Par. 63).—Seconde Bicuspide Inférieure Gauche, Surface Linguale. *a*, Tubercule buccal ; *b*, tubercule lingual ; *c*, crête marginale distale ; *d*, crête triangulaire du tubercule buccal ; *e*, crête marginale mésiale ; *f*, ligne gingivale.

Fig. 53* (Par. 64).—Seconde Bicuspide Inférieure Gauche, Surface Mésiale. *a*, Tubercule buccal ; *b*, tubercule lingual ; *d*, crête triangulaire ; *e*, crête marginale mésiale ; *f*, ligne gingivale ; *i*, sillon sur le côté mésial de la racine.

* Illustration, grandeur 1½.
Avec la permission de The Wilmington Dental Mfg. Co.

a proportionnellement plus de hauteur et tend, sans y atteindre, à se mettre de niveau avec le tubercule buccal ; mais la surface linguale a à peu près la même largeur que la buccale, dans le sens mésio-distal. Ces dents sont régulières dans leur contour général, mais les sillons de la face triturante présentent beaucoup de variétés. On peut en distinguer trois principales : 1° le sillon central rejoint les sillons triangulaires de façon à former un demi-cercle dont la convexité regarde le côté lingual, avec ou sans crête transversale croisant sa direction. Dans ces cas, quand la crête transversale est élevée, on observe seulement un creux profond de chaque côté (fig. 48) ; 2° le tubercule lingual est divisé par une gouttière sillonnée, qui se dirige centralement, ou à peu près, vers la face linguale, en figurant une dent à trois tubercules (fig. 49). Le sillon central, à sa jonction avec le lingual, forme un angle ou un croissant. Il se réunit aux sillons triangulaires de telle façon que le point de jonction ne peut s'observer qu'en trouvant les sillons mésial et distal, qui sont souvent très indistincts; 3° le sillon central est rectiligne et généralement fissuré, avec un creux profond à chaque extrémité. Dans bien des cas, ces creux sont traversés par les sillons triangulaires presque à angle droit avec le central (fig. 50). En suivant avec soin les fins sillons mésial et distal sur des dents jeunes, non usées, on verra que le lobe lingual est beaucoup plus volumineux que sur la première bicuspide inférieure et presque aussi gros que sur les bicuspides supérieures. Dans les formes tricuspidées, les deux lobes linguaux sont d'ordinaire un peu plus larges dans le sens mésio-distal que la portion buccale de la dent.

63. La **surface buccale** (fig. 51) de la seconde bicuspide inférieure ne diffère guère de celle des autres bicuspides qu'en ce qu'elle est plus courte, le tubercule étant plus déprimé et la surface linguale (fig. 52) est plus large et régulièrement convexe ; sur les formes tricuspidées elle est souvent quelque peu aplatie et sillonnée dans son tiers supérieur, ce qui donne à la couronne l'apparence cariée, ou même triangulaire quand les lobes linguaux sont volumineux.

64. Les **surfaces mésiale et distale** sur ces biscupides sont un peu aplaties, mais restent convexes dans la direction bucco-linguale. De la marge triturante jusqu'à la ligne gingivale, elles sont

presque planes, bien que quelquefois convexes et quelquefois en partie concaves.

65. La **racine** de la seconde biscupide inférieure est plus grosse et plus longue que celle de la première bicuspide. Elle est aplatie sur les faces mésiale et distale sur des lignes presque parallèles, et quelquefois concave ou sillonnée Dans de rares exemples, la racine de cette dent est profondément sillonnée sur les côtés buccal et lingual, avec tendance à se diviser en une fourche mésiale et distale. Le plus souvent, elle s'effile régulièrement en pointe grêle, mais dans bon nombre de cas, l'apex est gros et obtus. La racine est généralement droite, mais parfois très crochue.

LES DENTS MOLAIRES

66. Les dents molaires sont très différentes par la forme et le plan de construction de celles précédemment décrites. Elles ont pour but spécial de broyer ou triturer les éléments ; aussi ont-elles de larges surfaces d'occlusion, entrecoupées par des crêtes, des sillons et des fossettes. Les crêtes se soulèvent par places en tubercules puissants, qui s'adaptent avec plus ou moins d'exactitude dans les sillons et les fossettes des dents antagonistes. Il y a douze molaires, trois de chaque côté des deux maxillaires. Elles représentent les sixième, septième et huitième dents à partir de la ligne médiane, et se désignent généralement sous les noms de première, deuxième et troisième molaire du haut et du bas. La dernière s'appelle encore dent de sagesse. Les molaires supérieures et inférieures se ressemblent beaucoup par le volume et le contour général, mais elles diffèrent par le détail de l'arrangement de leurs lobes, tubercules, fossettes et sillons. De là la nécessité de décrire séparément les molaires supérieures et les inférieures.

MOLAIRES SUPÉRIEURES

67. Les trois molaires du haut sont semblables, tout en présentant de petites différences de détail, qui consistent surtout en un développement moins prononcé ou typique de certaines parties (les lobes) des deuxième et troisième molaires (fig. 62). La première molaire étant la **forme type** sera décrite tout d'abord pour arriver aux déviations de ce type que montrent la deuxième et la troisième molaires.

PREMIÈRE MOLAIRE SUPÉRIEURE

68. La **surface d'occlusion** de la première molaire supérieure (fig. 54), vue de face, offre un contour de forme rhombique irrégulière, avec les lobes mésio-buccal et disto-lingual représentant des angles aigus. Les angles sont arrondis avec plus ou moins de convexité des lignes marginales. Cette surface présente deux fossettes principales et quatre sillons de développement. Ces sillons divisent la couronne en quatre lobes, ou parties primaires de développement, dont chacune est surmontée par un fort tubercule. Ces lobes ou tubercules sont le mésio-buccal (fig. 54 *a*), le disto-buccal (*b*), le mésio-lingual (*c*) et le disto-lingual (*d*). Parmi les **sillons** qui délimitent ces parties, trois naissent du creux de la fossette centrale : le **mésial** (*h*) qui se dirige vers le bord mésial ; le **buccal** (*i*) qui va, en dépression profonde, au bord buccal et le traverse pour arriver jusqu'à la face buccale ; le **distal** (*j*) qui se dirige du côté disto-lingual, traverse la crête oblique et se termine dans la fossette distale (*k*). Le sillon restant, — **disto-lingual** (*k*, *k*), — commence un peu au-delà de la partie centrale du bord distal pour aller diagonalement en ligne droite, ou suivant une courbe à concavité regardant l'angle disto-lingual, jusqu'au bord lingual qu'il traverse pour atteindre la surface linguale, et devenir la **gouttière linguale**. Sauf dans la partie qui traverse la crête marginale distale, cette gouttière est d'ordinaire profondément sillonnée.

69. A l'origine, chaque **lobe** commence sa calcification comme une pièce distincte, plaque ou tubercule, et marche à part des autres à mesure qu'il se développe, jusqu'à ce que la surface d'occlusion ait atteint ses dimensions propres ; alors les plaques se fusionnent suivant les lignes représentées par les sillons dénommés ci-dessus, pour compléter ainsi la surface triturante. Une fois la réunion terminée il ne reste que des lignes fines qui, sur toutes les parties unies, s'oblitèrent souvent rapidement par l'usure. Mais sur les parties se rencontrant suivant un angle, formant un sillon, comme le buccal et le disto-lingual, on observe d'ordinaire une dépression vive, et partout où l'union s'est faite imparfaitement il y a une **fissure**. Les fissures se rencontrent le plus souvent aux extrémités des sillons, près du creux central et dans la portion centrale du sillon

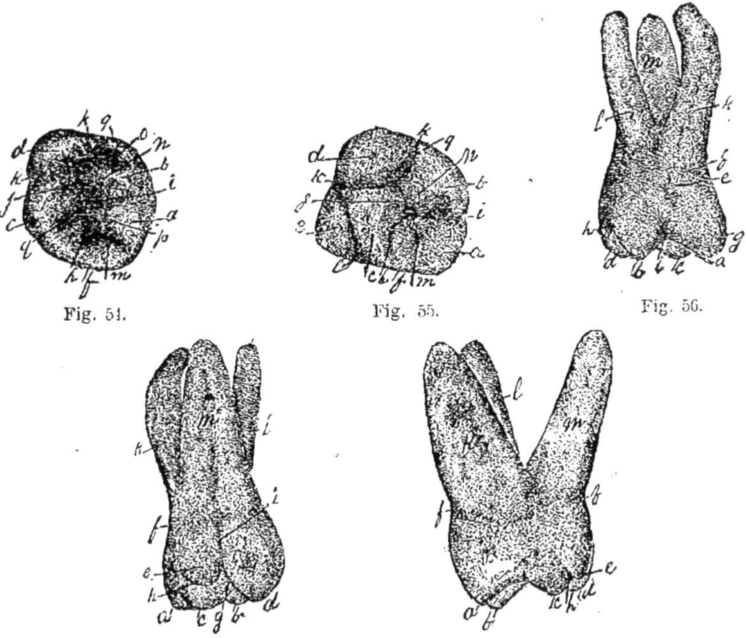

Fig. 54. Fig. 55. Fig. 56.

Fig. 57. Fig. 58.

Fig. 54* (Par. 68).—Première Molaire Supérieure Droite, Face Triturante, à quatre tubercules. *a*, Tubercule mésio-buccal; *b*, tubercule disto-buccal; *c*, tubercule mésio-lingual; *d*, tubercule disto-lingual; *b*, crête marginale mésiale; *g*, crête marginale distale; *h*, sillon mésial; *i*, sillon buccal; *j*, sillon distal; *k*, *k*, sillon disto-lingual; *m*, sillon triangulaire mésio-buccal; *n*, crête triangulaire disto-buccale; elle s'unit avec la crête distale du tubercule lingual pour former la crête oblique; *o*, sillon triangulaire disto-buccal; *p*, crête triangulaire mésio-buccale; *q*, creux central.

Fig. 55* (Par. 70).—Première Molaire Supérieure Droite, Face Triturante, à cinq tubercules. *a*, Tubercule mésio-buccal; *b*, tubercule disto-buccal; *c*, tubercule mésio-lingual; *d*, tubercule disto-lingual; *e*, cinquième tubercule; *f*, crête marginale mésiale; *g*, crête marginale distale; *h*, sillon mesial; *i*, sillon buccal; *j*, sillon distal; *k*, *k*, sillon disto-lingual; *l*, *k*, sillon mésio-lingual. Les tubercules linguaux présentent des facettes dûes à l'usure; *m*, sillon triangulaire mésio-buccal; *n*, crête triangulaire disto-buccale.

Fig. 56* (Par. 78).—Première Molaire Supérieure Droite, Surface Buccale. *a*, Tubercule mésio-buccal; *b*, tubercule disto-buccal; *c*, tubercule mésio-lingual; *d*, tubercule disto-lingual; *e*, crête buccale; *f*, ligne gingivale; *g*, angle mésial; *h*, angle distal; *i*, sillon buccal; *k*, racine mésiale; *l*, racine distale; *m*, racine linguale.

Fig. 57* (Par. 59).—Première Molaire Supérieure Droite, Surface Linguale. *a*, Tubercule mésio-buccal; *b*, tubercule disto-buccal; *c*, tubercule mésio-lingual; *d*, tubercule disto-lingual; *e*, cinquième tubercule; *f*, ligne gingivale; *g*, sillon disto-lingual; *h*, sillon mésio-lingual; *i*, sillon lingual; *k*, racine mésiale; *l*, racine distale; *m*, racine linguale.

Fig. 58* (Par. 80).—Première Molaire Supérieure Droite, Surface Mésiale. *a*, Tubercule mésio-buccal; *b*, tubercule disto-buccal; *c*, tubercule mésio-lingual; *d*, tubercule disto-lingual; *e*, cinquième tubercule; *f*, *f*, ligne gingivale; *h*, sillon mésio-lingual; *k*, racine mésiale; *l*, racine distale; *m*, racine linguale.

* Illustration, grandeur 1½.

Avec la permission de The Wilmington Dental Mfg. Co.

disto-lingual ; mais elles peuvent s'observer en n'importe quelles parties de ces lignes.

70. Assez souvent, la première molaire supérieure seule présente un **cinquième lobe**, ou tubercule plus petit que les autres (fig. 55 *e*). Il est situé sur le côté lingual du lobe mésio-lingual dont il est séparé par un cinquième sillon, le **mésio-lingual** (*l*,*k*), qui va diagonalement de la portion linguale du bord mésial au bord lingual, où il rejoint le sillon lingual. Ce tubercule, quand il se rencontre, est toujours bilatéral, c'est-à-dire se retrouve chez les deux premières molaires droite et gauche. Il est héréditaire, apparaissant régulièrement chez les enfants dont le père et la mère avaient des dents qui le présentaient. Il s'observe aussi, sous une forme modifiée, quand il existait seulement chez l'un des deux parents. On trouvera donc le tubercule en question dans toutes les variétés possibles de développement, depuis le volume le plus considérable, tel qu'on le voit figure 55, jusqu'à la plus simple ligne marquant sa position sur le côté lingual du tubercule mésio-lingual.

71. La surface d'occlusion de la première molaire supérieure a quatre **crêtes marginales**, interrompues par les sillons décrits (parag. 68), de manière à former quatre éminences ou tubercules principaux. Ce sont les crêtes buccale, linguale, mésiale et distale. Parmi elles, la mésiale et la distale sont voisines des bords de la surface. Mais les crêtes buccale et linguale sont portées vers la ligne centrale de la dent par l'inclinaison des surfaces buccale et linguale. Sur les molaires supérieures, l'inclinaison centrale de la face linguale est bien plus grande que celle de la face buccale, tandis que c'est l'inverse sur les molaires inférieures. La **crête marginale buccale** commence à l'angle mésio-buccal, sous la forme d'un bord tranchant mousse et s'élève en ligne courbe au sommet du tubercule mésio-buccal (fig. 54 *a*), d'où elle descend du côté distal jusqu'au sillon buccal (*i*). Du sommet de ce tubercule, la crête triangulaire mésio-buccale (*p*) descend au côté mésial du creux central (*q*); cette crête est séparée de la crête marginale mésiale par le sillon supplémentaire mésio-buccal (*m*), qui est quelquefois profond, mais généralement superficiel et manque dans certains cas. Du sillon buccal, la crête marginale s'élève rapidement au sommet du tubercule disto-buccal (*b*), puis descend en une courbe à l'angle disto-

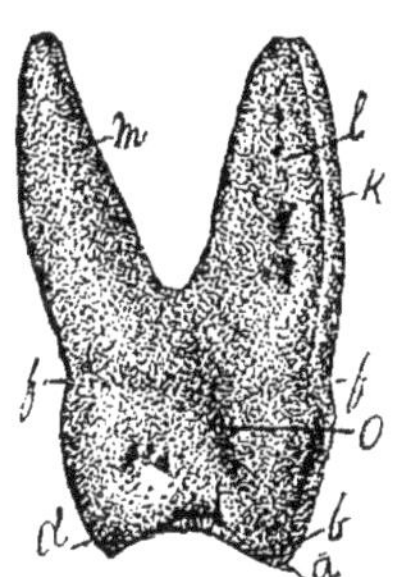

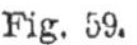

Fig. 59.

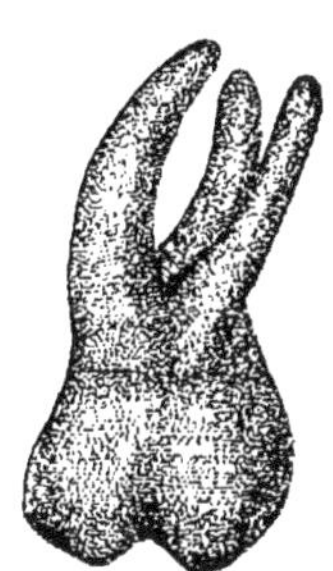

Fig. 60.

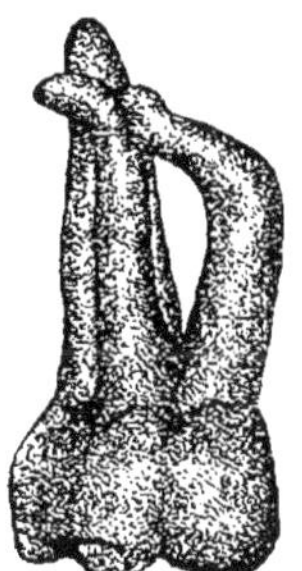

Fig. 61.

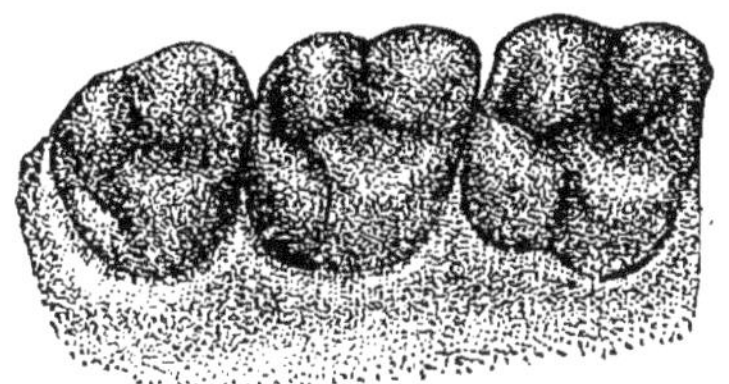

Fig. 62.

Fig. 59* (Par. 81).—Première Molaire Supérieure Droite, Surface Distale. *a*, Tubercule mésio-buccal ; *b*, tubercule disto-buccal ; *d*, tubercule disto-lingual ; *f*, *f*, ligne gingivale ; *k*, racine mésiale ; *l*, racine distale ; *m*, racine linguale ; *o*, concavité de la face distale.

Fig. 60* (Par. 82).—Première Molaire Supérieure Gauche, Surface Buccale. Dent à belle-couronne.

Fig. 61* (Par. 85). Molaire Supérieure, montrant les racines mésiale et distale réunies à leur sommet.

Fig. 62* (Par. 86).—Les Trois Molaires Supérieures Droites, montrant la diminution progressive du tubercule disto-lingual depuis la première jusqu'à la troisième.

* Illustration, grandeur 1½.
Avec la permission de The Wilmington Dental Mfg. Co.

buccal, pour rejoindre la crête marginale distale (*g*). De la pointe de ce tubercule, la crête triangulaire disto-buccale, ou crête triangulaire du tubercule disto-buccal (*n*), descend au côté distal du creux central, où elle rejoint une crête venant du tubercule mésio-lingual pour former la **crête oblique**, ou bien elle est séparée de cette crête par une gouttière distale sillonnée.

72. La **crête marginale linguale** commence à l'angle mésio-lingual en un bord arrondi, s'élève en courbe au sommet du tubercule mésio-lingual (*c*) et descend, continuant sa courbe, en une crête qui rencontre la crête triangulaire du tubercule disto-buccal pour former la crête oblique. Quelquefois, sous une forme moins prononcée, cette crête marginale descend du sommet du tubercule mésio-lingual vers la distale, où elle est profondément interrompue par le sillon disto-lingual. Sur le côté distal de ce sillon, elle s'élève abruptement au sommet du tubercule disto-lingual (*d*), d'où elle s'écarte en courbe pour rejoindre la crête marginale distale.

73. La **crête marginale mésiale** (*f*) est une forte bande d'émail s'étendant de l'angle mésio-buccal à l'angle mésio-lingual de la dent. Elle forme la limite mésiale de la surface triturante et l'angle de jonction des surfaces mésiale et d'occlusion, ou angle mésio-triturant. Au centre de sa longueur elle est déprimée et se relève vers les deux angles. Elle est traversée près de son centre par le sillon mésial, formant d'ordinaire une ligne fine, qui souvent s'oblitère de bonne heure par l'usure. Parfois un ou plusieurs petits tubercules apparaissent sur la portion centrale de cette crête, inclus dans ce qui semble être une division du sillon mésial.

74. La **crête marginale distale** (*g*) est une bande d'émail formant la limite distale de la surface d'occlusion, d'angle à angle, et constitue l'angle de jonction des faces triturante et distale, ou angle disto-triturant. Elle est déprimée au centre de son trajet et est traversée par l'extrémité distale du sillon disto-lingual qui représente une ligne fine.

75. La **fossette centrale** est irrégulièrement circulaire et est formée par les inclinaisons centrales de la crête marginale mésiale, des tubercules mésio-buccal, disto-buccal, mésio-lingual et de la crête oblique. Elle est rendue irrégulière, et quelquefois angulaire, par la profondeur des diverses gouttières sillonnées, ou par la proéminence des crêtes triangulaires, surtout de celle venant du

tubercule mésio-buccal. Le talus central du tubercule mésio-lingual présente généralement une surface plane, mais quelquefois une légère concavité, et sur environ le quart des cas on observe une crête triangulaire peu prononcée allant directement de son sommet au creux central. La crête oblique est parfois coupée en travers par un sillon distal large et profond, unissant ainsi la fossette centrale avec la distale. Dans quelques cas, deux sillons ou rides supplémentaires naissent du sillon mésial vers le centre de sa longueur pour aller, l'un vers l'angle mésio-buccal, l'autre vers l'angle mésio-lingual de la dent. Ceux-ci sont souvent assez larges et profonds pour constituer une petite fossette mésiale supplémentaire. Parmi ces sillons, le mésio-lingual manque le plus souvent, tandis que le mésio-buccal (*m*) existe généralement, quoique fréquemment très superficiel.

76. La **fossette distale** est formée par les inclinaisons distales des tubercules disto-buccal et mésio-lingual, et de la crête oblique, qui rencontrent le talus central du tubercule disto-lingual et de la crête marginale distale. Elle est traversée par la gouttière disto-linguale, qui est généralement sillonnée et se déprime en fossette au point où elle reçoit le sillon distal. De la portion buccale, part un sillon supplémentaire, le disto-buccal, qui s'élève beaucoup sur le sommet du tubercule disto-buccal, en séparant sa crête triangulaire de la crête marginale distale.

77. Sur quelques molaires, un certain nombre de **sillons** ou rides **supplémentaires** rayonnent du centre de ces fossettes sur les talus des crêtes et tubercules, et chez certaines dents de développement défectueux, ils sont profondément fissurés. La croissance de l'émail semble s'être étendue vers la ligne de jonction sous la forme de spicules, sans parvenir à combler l'espace.

78. La **surface buccale** de la première molaire supérieure (fig. 56) est irrégulièrement convexe. Sa longueur égale environ la largeur mésio-distale à la ligne gingivale, tandis que sa plus grande largeur, près du bord triturant, est plus grande d'environ 3/10es. Aussi, les bords mésial et distal convergent-ils vers le collet. Le bord mésial est presque rectiligne, après l'arrondissement de son angle, mais le bord distal est convexe. Le bord triturant est surmonté par les tubercules buccaux (*a*, *b*), entre lesquels se trouve une encoche profonde, parcourue par le sillon buccal qui s'étend

de la face triturante à la face buccale. Ce sillon s'étend sur la partie centrale de cette dernière surface jusqu'à la moitié environ de sa longueur, divisant la portion triturante en crêtes buccale, mésiale et distale. Dans quelques cas, le sillon dépasse la ligne gingivale et va jusqu'à la bifurcation des racines. Il y a près de la ligne gingivale une crête d'émail bucco-gingivale (*e*) que généralement le sillon buccal ne traverse pas. C'est sur cette crête que la convexité mésio-distale est la plus grande ; elle diminue vers le bord triturant. Le sommet de cette convexité se trouve sur la moitié mésiale, puis la surface s'incline rapidement vers la distale.

79. La **surface linguale** (fig. 57) est divisée, selon l'axe longitudinal de la dent, en lobes mésial et distal par le sillon lingual (*i*). Ces deux lobes sont régulièrement convexes dans le sens mésio-distal et à un moindre degré de la ligne gingivale (*f*) au bord triturant. La ligne gingivale est presque horizontale et assez déprimée pour donner l'apparence d'une crête gingivale d'émail. Le bord triturant est surmonté par les tubercules mésio et disto-lingual (*c*, *d*), le mésial étant d'ordinaire le plus volumineux. Sur les molaires à cinq tubercules, le cinquième (*e*) se voit sur le lobe mésio-lingual. Les bords mésial et distal sont convexes, convergeant rapidement vers la racine linguale. Dans quelques cas, où le sillon lingual n'est pas apparent, la surface linguale est régulièrement convexe dans le sens mésio-distal.

80. La **surface mésiale** (fig. 58) est presque plane dans toutes les directions et ses bords sont arrondis vers les surfaces buccale et linguale. En approchant de l'angle mésio-buccal, la surface plane se continue jusqu'à la surface triturante qu'elle rencontre sous un angle assez vif ; mais, à mesure qu'elle arrive à la portion linguale, elle s'arrondit progressivement vers la surface d'occlusion. Dans bon nombre de molaires, près de la ligne gingivale, cette surface est un peu concave vers le milieu du diamètre bucco-lingual.

81. La **surface distale** (fig. 59), dans sa moitié linguale, est convexe dans toutes les directions, mais présente souvent, dans sa moitié buccale, une concavité formée par une saillie considérable du lobe disto-lingual. C'est une dépression superficielle, mais bien marquée s'étendant de la bifurcation des racines linguale et distale au tubercule disto-buccal. Elle croise la ligne gingivale en un point situé à environ un tiers du bord buccal vers le bord lingual. Dans

bien des cas, cette dépression est plus centrale et reçoit la terminaison distale du sillon disto-lingual, qui peut souvent se suivre comme une fine ligne tout près du bord gingival de l'émail. Cette complication de la surface rend spécialement difficiles le fini des obturations et l'adaptation des bandes pour couronnes artificielles. Cette dépression est insuffisante à former une concavité sur environ un quart des premières molaires.

82. La **racine** de la première molaire supérieure (fig. 56 à 61), se bifurque en trois divisions (1) : une mésiale ou mésio-buccale (*k*), une distale ou disto-buccale (l) et une linguale (m). Elles sont d'ordinaire parfaitement distinctes, ce qui donne à la dent une implantation solide dans son alvéole. La **racine linguale** est la plus grosse ; elle diverge considérablement du côté lingual, et est rectiligne ou légèrement recourbée avec convexité tournée vers le côté lingual. Elle est conique et s'effile régulièrement jusqu'à l'apex qui est arrondi et obtus. Chez la plupart des molaires, elle présente sur le côté lingual, un sillon, continuation du lingual, régnant sur toute sa longueur ou à peu près. Dans de rares exemples, la racine se bifurque.

83. La **racine mésiale** (*k*) est plus grosse que la distale ; elle est large dans le sens bucco-lingual, et mince dans la direction mésio-distale, surtout dans la portion linguale, et elle est sillonnée sur ses côtés aplatis. Elle diverge d'abord vers la racine mésio-buccale, puis se recourbe vers la distale. Elle s'effile surtout aux dépens du bord mince lingual pour se terminer par un apex aplati ou arrondi.

84. La **racine distale** (*l*) est la plus petite des trois. Elle diverge vers la disto-buccale et est rectiligne ou légèrement recourbée, quelquefois vers la distale, quelquefois vers la mésiale, de façon que son apex se rapproche de la racine mésiale. Elle est aplatie sur les faces mésiale et distale, mais moins que la racine mésiale, et elle s'effile sous une forme plus arrondie pour se terminer en une pointe plus grêle.

(1) Les divisions radiculaires d'une dent s'appellent ordinairement les *racines*, et l'on dit que les molaires supérieures ont trois racines. Le collet de la dent est cependant commun à toutes, de telle sorte qu'il serait plus exact de dire que la racine présente plusieurs divisions ; mais cela offre peu d'importance.

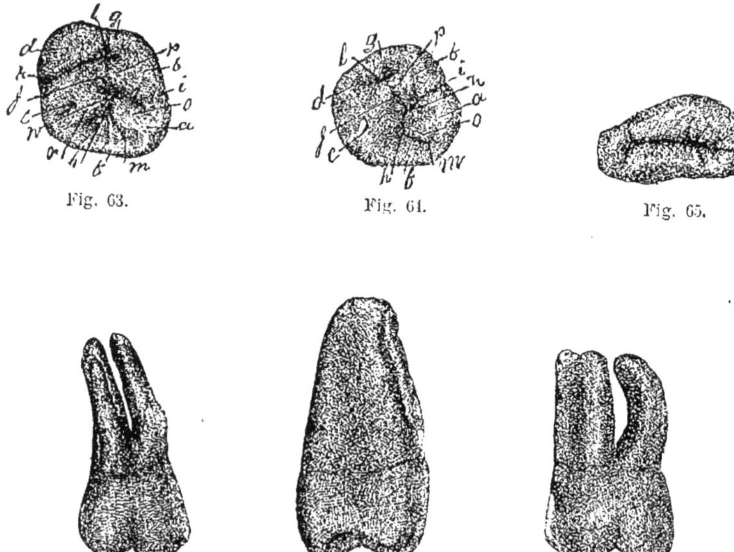

Fig. 63. Fig. 64. Fig. 65.

Fig. 66. Fig. 67. Fig. 68.

Fig. 63* (Par. 86).—Seconde Molaire Supérieure Droite, Face Triturante, avec trois tubercules présentant des facettes déterminées par l'usure. Dent volumineuse et spécialement bien developpée. *a*, Tubercule mésio-buccal ; *b*, tubercule disto-buccal ; *c*, tubercule mésio-lingual ; *d*, tubercule disto-lingual ; *f*, crête marginale mésiale ; *g*, crête marginale distale ; *h*, sillon mésial ; *i*, sillon buccal ; *j*, sillon distal ; *k*, sillon disto-lingual ; *l*, fossette distale ; sillon triangulaire mésio-buccal : *n*, creux central ; *o*, crête triangulaire mesio-buccale ; *p*, crête triangulaire disto-buccale ; *r*, crête triangulaire mésio-linguale.

Fig. 64* (Par. 86).—Seconde Molaire Supérieure Droite, Face Triturante. Dent de moyen volume et de forme imparfaite. *a*, Tubercule mésio-buccal ; *b*, tubercule disto-buccal ; *c*, tubercule mésio-lingual ; *d*, tubercule disto-lingual ; *f*, crête marginale mésiale ; *g*, crête marginale distale ; *h*, sillon mésial ; *i*, sillon buccal ; *l*, fossette distale. Le sillon disto-lingual est imparfait ; *m*, sillon triangulaire mésio-buccal ; *o*, crête triangulaire mésio-buccale ; *p*, crête triangulaire disto-buccale. qui se réunit avec la crête partant du tubercule mésio-lingual pour former la crête oblique.

Fig. 65* (Par. 87).—Seconde Molaire Supérieure Droite, montrant une forme de difformité particulière à cette dent et qui n'est pas très fréquente.

Fig. 66* (Par. 89) —Seconde Molaire Supérieure Droite, à racines inclinées du côté distal.

Fig. 67* (Par. 90).—Seconde Molaire Supérieure Droite, Surface Distale, avec ses trois racines réunies en une seule masse.

Fig. 68* (Par. 90).—Seconde Molaire Supérieure Droite, montrant les racines distale et linguale soudées ensemble.

---

* Illustration, grandeur 1½.
Avec la permission de The Wilmington Dental Mfg. Co.

85. Les **racines de la première molaire** sont peut-être de forme plus régulière que celles de n'importe quelle autre dent molaire ; mais on observera de temps en temps des déviations considérables des types décrits (fig. 60 et 61).

SECONDE MOLAIRE SUPÉRIEURE

86. La différence la plus constante entre les **surfaces triturantes** de la première et de la deuxième molaires supérieures, c'est que celle de la dernière est plus petite, et que cette dent offre une tendance presque constante à avoir un **lobe disto-lingual** de dimensions relativement moindres. Cette tendance se voit bien dans a fig. 62, qui représente les molaires supérieures d'une denture très bien formée, dessinées d'après un moulage. On remarquera que le lobe disto-lingual diminue progressivement, de façon à être très petit sur la troisième molaire. Quand on examine un grand nombre de secondes molaires, on constate que les fossettes centrales n'y sont pas aussi régulièrement formées que sur la première molaire ; elles sont souvent petites même sur des dents volumineuses et bien développées (fig. 63), et les tubercules sont relativement peu élevés, avec une inclinaison comparativement plus grande de la surface linguale vers le sommet du tubercule mésio-lingual. Dans bon nombre de cas, la fossette distale se réduit à un simple creux (fig. 64) et la crête marginale linguale se continue du sommet du tuberbule mésio-lingual à l'angle disto-lingual, où elle rejoint la crête marginale distale, comme dans la figure 64, pour constituer pratiquement une dent à **trois tubercules**. Assez souvent, quand la dent est un peu usée, on ne peut plus suivre le sillon disto-lingual, à travers la crête marginale linguale, ni sur la face linguale, mais on voit généralement une fine ligne traverser la crête marginale distale.

87. La **seconde molaire supérieure** est sujette à une difformité particulière, que ne m'a présentée aucune autre dent. La couronne est fortement aplatie dans le sens mésio-distal, au point de ne présenter parfois aucune de ses lignes ordinaires. Dans les cas extrêmes (fig. 65), on voit un sillon central allongé du côté buccal ou lingual et formé par les talus d'une crête entourant la surface d'occlusion. Cette crête peut être interrompue par places par des sillons superficiels qui la traversent. D'ordinaire, une grande partie

de l'inclinaison centrale de cette crête est ridée et offre souvent bon nombre de petites fissures. La face mésiale offre communément une concavité profonde et la face distale est convexe.

88. Sur les secondes molaires bien développées, la forme des **surfaces buccale, linguale, mésiale** et **distale** est à peu près la même que sur la première molaire, bien que plus convexe, et les concavités des surfaces mésiale et distale sont moins fréquentes. Cependant, sur les dents à tubercule disto-lingual volumineux, la concavité de la surface distale ne diffère guère de celle de la première molaire (fig. 81). La gouttière linguale n'est généralement pas sillonnée, bien qu'elle apparaisse ordinairement comme une fine ligne sur les dents non usées. Elle est souvent près de l'angle disto-lingual et, quand elle est sillonnée, elle disparaît généralement en devenant plus superficielle environ à mi-chemin de la ligne gingivale; rarement elle traverse celle-ci et, dans ce cas, la racine linguale est sillonnée comme sur les premières molaires.

89. Le **collet** de la dent a un contour moins régulier que celui de la première molaire. Dans la moyenne des cas, il est plus aplati dans le sens mésio-distal et sur des lignes qui convergent davantage vers le côté lingual. Sur la surface buccale, la crête mésio-buccale est relativement plus saillante, et au collet cette surface offre une pente plus prononcée vers le côté distal, de telle sorte que, dans bon nombre de cas, la racine distale semble comprimée entre les racines mésiale et linguale.

90. Les **racines** de cette dent sont en même nombre et de même forme générale que chez la première molaire; mais elles sont moins larges et se recourbent plus du côté distal (fig. 66). On observe aussi beaucoup plus de variétés dans le volume comparatif de la racine et de la couronne que chez la première molaire. Assez souvent la racine est simple avec les traces de la division indiquées par des sillons de profondeur variable (fig. 67) ; d'autres fois deux racines sont réunies, tandis que la troisième est libre. La réunion comprend quelquefois la racine linguale et la distale (fig. 68) ; mais elle porte plus souvent sur la linguale et la mésiale.

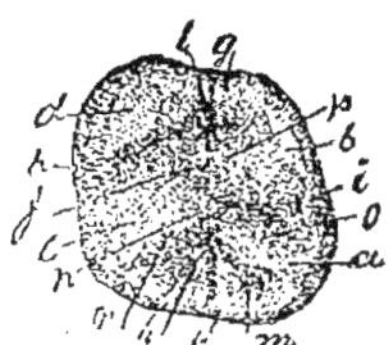
Fig. 63.

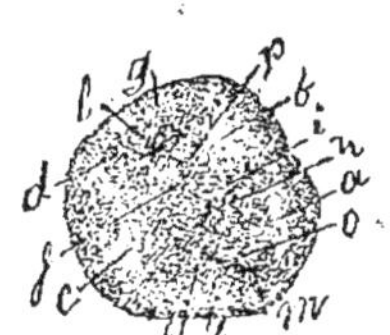
Fig. 64.

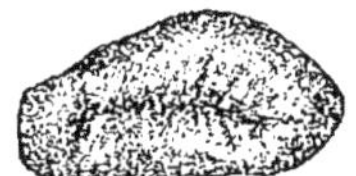
Fig. 65.

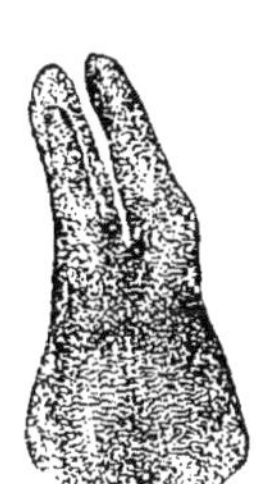
Fig. 66.

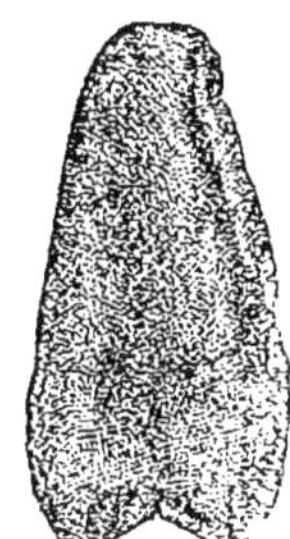
Fig. 67.

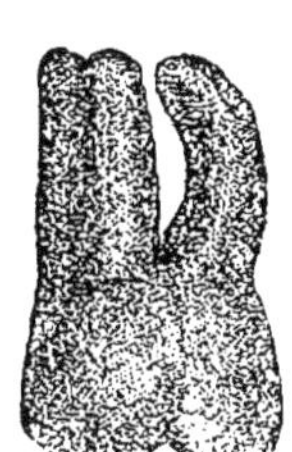
Fig. 68.

Fig. 63* (Par. 86).—Seconde Molaire Supérieure Droite, Face Triturante, avec trois tubercules présentant des facettes déterminées par l'usure. Dent volumineuse et spécialement bien developpée. *a*, Tubercule mésio-buccal ; *b*, tubercule disto-buccal ; *c*, tubercule mésio-lingual ; *d*, tubercule disto-lingual ; *f*, crête marginale mésiale ; *g*, crête marginale distale ; *h*, sillon mésial ; *i*, sillon buccal ; *j*, sillon distal ; *k*, sillon disto-lingual ; *l*, fossette distale ; sillon triangulaire mésio-buccal ; *n*, creux central ; *o*, crête triangulaire mesio-buccale ; *p*, crête triangulaire disto-buccale ; *r*, crête triangulaire mésio-linguale.

Fig. 64* (Par. 86).—Seconde Molaire Supérieure Droite, Face Triturante. Dent de moyen volume et de forme imparfaite. *a*, Tubercule mésio-buccal ; *b*, tubercule disto-buccal ; *c*, tubercule mésio-lingual ; *d*, tubercule disto-lingual ; *f*, crête marginale mésiale ; *g*, crête marginale distale ; *h*, sillon mésial ; *i*, sillon buccal ; *l*, fossette distale. Le sillon disto-lingual est imparfait ; *m*, sillon triangulaire mésio-buccal ; *o*, crête triangulaire mésio-buccale ; *p*, crête triangulaire disto-buccale. qui se réunit avec la crête partant du tubercule mésio-lingual pour former la crête oblique.

Fig. 65* (Par. 87).—Seconde Molaire Supérieure Droite, montrant une forme de difformité particulière à cette dent et qui n'est pas très fréquente.

Fig. 66* (Par. 89) —Seconde Molaire Supérieure Droite, à racines inclinées du côté distal.

Fig. 67* (Par. 90).—Seconde Molaire Supérieure Droite, Surface Distale, avec ses trois racines réunies en une seule masse.

Fig. 68* (Par. 90).—Seconde Molaire Supérieure Droite, montrant les racines distale et linguale soudées ensemble.

---

* Illustration, grandeur 1½.

Avec la permission de The Wilmington Dental Mfg. Co.

TROISIÈME MOLAIRE SUPÉRIEURE

91. La troisième molaire supérieure dévie plus que la seconde de la forme typique de la première. Cependant, dans les dentures les plus régulières, elle présente les mêmes lignes de développement, les mêmes fossettes et les mêmes tubercules (fig. 69). Le **lobe disto-lingual** est de beaucoup plus petit et assez souvent il fait complètement défaut. Parmi les échantillons que je possède, environ 21 pour 100 montrent un tubercule disto-lingual diminué ; 32 pour 100 offrent un creux dans la position de la fossette distale et quelque portion du sillon disto-lingual, mais pas de sillon déprimé sur la crête marginale linguale ; c'est la reproduction de ce qui se voit figure 64. Le reste, c'est-à-dire environ 47 pour 100 n'ont pas de lobe disto-lingual. De ces dernières, les trois quarts sont à proprement parler des **dents tricuspidées** ; la crête oblique devient la crête marginale distale, et le sillon distal s'étend jusqu'à la surface distale (fig. 70). Le reste n'offre qu'une crête irrégulière (fig. 71) formant une fossette centrale, tellement chargée de rides ou de sillons supplémentaires que les lignes de développement n'apparaissent pas d'une manière satisfaisante. Bon nombre des dents tricuspidées présentent une grande diminution relative du lobe disto-buccal.

92. La troisième molaire supérieure est la plus petite des molaires (1), et elle est plus irrégulière de forme et de dimension que la première ou la seconde molaire. Par suite du petit volume du lobe disto-lingual, la portion distale de la dent est beaucoup plus petite que la mésiale, et dans les dents tricuspidées, la couronne devient irrégulière, avec ses angles bien arrondis (fig. 70).

93. La **surface mésiale** ressemble à celle des premières et secondes molaires supérieures, mais est plus arrondie, de façon à présenter moins souvent une partie concave, et la surface distale est bien arrondie. Les **surfaces linguale et buccale** sont plus arrondies que les mêmes surfaces des autres molaires du haut. La ligne gingivale est ordinairement horizontale dans son trajet

(1) Dans ma collection, il fallait soixante troisièmes molaires supérieures pour peser autant que quarante troisièmes molaires du haut.

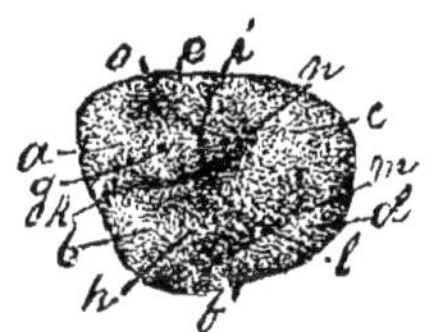
Fig. 69.

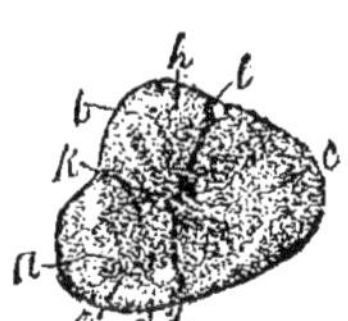
Fig. 70.

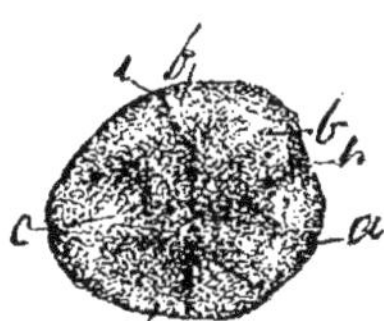
Fig. 71.

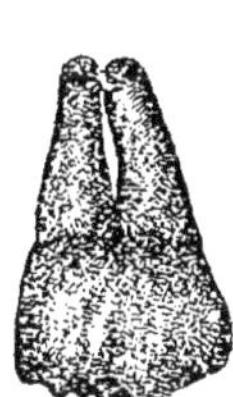
Fig. 72.

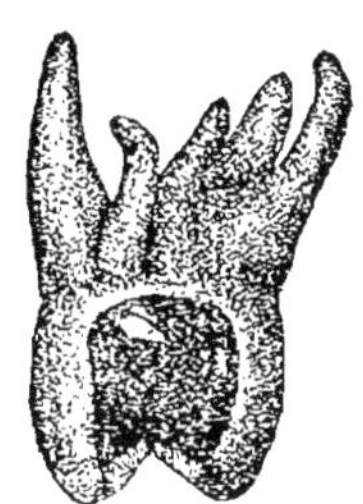
Fig. 73.

Fig. 69* (Par. 91).—Troisième Molaire Supérieure Droite, Face Triturante, de forme typique. *a*, Tubercule mésio-buccal ; *b*, tubercule disto-buccal ; *c*, tubercule mésio-lingual ; *d*, tubercule disto-lingual ; *e*, crête marginale mésiale ; *f*, crête marginale distale ; *g*, crête triangulaire mésio-buccale ; *h*, crête triangulaire disto-buccale ; *i*, sillon mésial ; *k*, sillon buccal ; *l*, sillon distal ; *m*, sillon disto-lingual ; *n*, creux central ; *o*, sillon triangulaire mésio-buccal.

Fig. 70* (Par. 91).—Troisième Molaire Supérieure Droite, Face Triturante, à trois tubercules. *a*, Tubercule mésio-buccal ; *b*, tubercule disto-buccal ; *c*, tubercule lingual ; *e*, crête marginale mésiale ; *h*, crête marginale distale ; *i*, sillon mésial ; *k*, sillon buccal ; *l*, sillon distal ; *o*, sillon triangulaire mésio-buccal.

Fig. 71* (Par. 91).—Troisième Molaire Supérieure Droite, Face Triturante. Dent jeune, non usée de forme défectueuse. *a*, Tubercule mésio-buccal ; *b*, tubercule disto-buccal ; *c*, tubercule lingual ; *e*, crête marginale mésiale ; *f*, crête marginale distale ; *g*, sillon mésial, *h*, sillon buccal ; *i*, sillon distal. On voit plusieurs sillons supplémentaires rayonnant du creux central.

Fig. 72* (Par. 91).—Troisième Molaire Supérieure Droite, Surface Buccale. Les racines ne sont pas tout-à-fait complètes, et montrent des ouvertures infundibuliformes aux sommets.

Fig. 73* (Par. 91).—Troisième Molaire Supérieure Gauche, à cinq racines.

* Illustration, grandeur $1\frac{1}{2}$.

Avec la permission de The Wilmington Dental Mfg. Co.

autour du collet de l'organe, à part quelques cas, où elle fait une légère courbe sur la face mésiale. Bon nombre de troisièmes molaires sont fortement aplaties dans le sens mésio-distal. Celles-ci offrent généralement une concavité considérable sur la face mésiale. Parfois on trouve des dents d'une petitesse insolite, ayant l'aspect de dents surnuméraires. Plus rarement cette dent ne se développe pas et fait complètement défaut.

94. La **racine** de la troisième molaire supérieure a, dans les formes les plus régulières, les trois divisions communes aux molaires du haut, bien que relativement plus petites et moins écartées que celles des premières et secondes molaires ; souvent encore ces divisions se terminent en pointes coniques plus grêles ; bon nombre ont une racine unique, les trois divisions étant alors généralement indiquées par des sillons plus ou moins profonds. Beaucoup ont plus de trois racines, de forme ou de grosseur irrégulière (fig. 73). On observe quelquefois quatre, cinq, six et même sept ou huit divisions. Le collet est alors le plus souvent large dans le sens bucco-lingual, et la surface triturante de la couronne est irrégulièrement formée. Bon nombre des dents tricuspidées ont la racine non divisée.

MOLAIRES INFÉRIEURES

95. Les **molaires inférieures** diffèrent tellement les unes des autres, surtout la première et la seconde, qu'il faut les décrire chacune séparément.

PREMIÈRE MOLAIRE INFÉRIEURE

96. La **première molaire inférieure** est la sixième dent à partir de la ligne médiane. Elle est en rapport par sa face mésiale avec la seconde bicuspide, et par sa face distale avec la seconde molaire. Après la première molaire du haut, c'est la dent la plus volumineuse de la bouche (1). Le contour de la **surface triturante** (fig. 74 et 75) vue de face est trapézoïde, la ligne buccale étant la plus longue. Les angles buccaux sont à peu près également aigus, tandis que les angles linguaux sont également obtus,

(1) Quarante-deux premières molaires supérieures équilibraient en poids quarante-six premières molaires du bas.

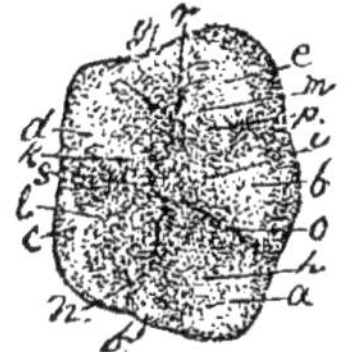

Fig. 74.

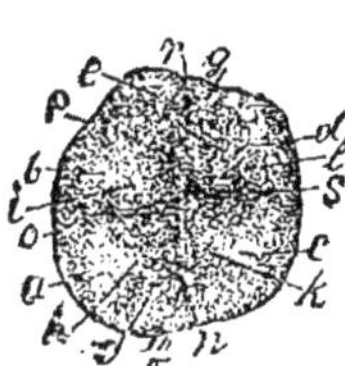

Fig. 75.

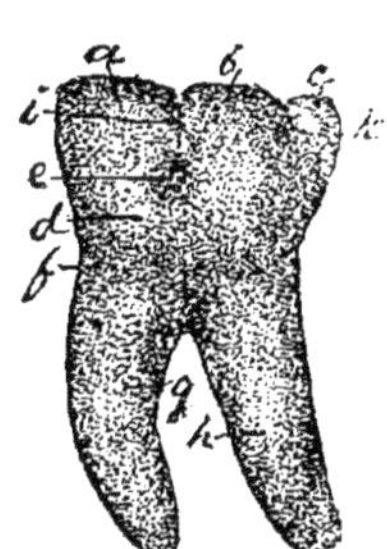

Fig. 76.

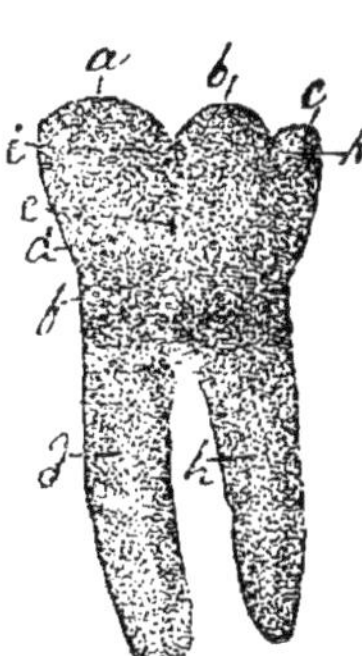

Fig. 77.

Fig. 74* (Par. 96).—Première Molaire Inférieure Gauche, Face Triturante, de forme typique. *a*, Tubercule mésio-buccal ; *b*, tubercule disto-buccal ; *c*, tubercule mésio-lingual ; *d*, tubercule disto-lingual ; *e*, tubercule distal ; *f*, crête marginale mésiale ; *g*, crête marginale distale ; *h*, crête triangulaire mésio-buccale ; *i*, crête triangulaire disto-buccale ; *k*, crête triangulaire disto-linguale ; *l*, crête triangulaire mésio-linguale ; *m*, crête triangulaire distale ; *n*, sillon mésial ; *o*, sillon buccal ; *p*, sillon disto-buccal ; *r*, sillon distal ; *s*, sillon lingual.

Fig. 75* (Par. 96).—Première Molaire Inférieure Droite, Face Triturante. *a*, Tubercule mésio-buccal ; *b*, tubercule disto-buccal ; *c*, tubercule mésio-lingual ; *d*, tubercule disto-lingual ; *e*, tubercule distal ; *f*, crête marginale mésiale ; *g*, crête marginale distale ; *h*, crête triangulaire mésiale ; *i*, crête triangulaire disto-buccale ; *k*, crête triangulaire mésio-linguale ; *l*, crête triangulaire disto-linguale ; *n*, sillon mesial ; *o*, sillon buccal ; *p*, sillon disto-buccal ; *r*, sillon distal ; *s*, sillon lingual ; *t*, sillon triangulaire mésio-buccal.

Fig. 76* (Par. 101).—Première Molaire Inférieure Gauche, Surface Buccale. *a*, Tubercule mésio-buccal ; *b*, tubercule disto-buccal ; *c*, tubercule distal ; *d*, crête bucco-gingivale ; *e*, creux buccal ; *f*, ligne gingivale ; *g*, racine mésiale ; *h*, racine distale ; *i*, sillon buccal ; *k*, sillon disto-buccal.

Fig. 77* (Par. 101).—Première Molaire Inférieure Gauche, Surface Buccale ; les tubercules sont prononcés. Les lettres désignent les mêmes parties que dans la Fig. 76.

* Illustration, grandeur $1\frac{1}{2}$.
Avec la permission de The Wilmington Dental Mfg. Co.

et tous plus ou moins arrondis. Le bord buccal est convexe, mais rendu irrégulier par deux sillons buccaux. Le bord lingual est presque rectiligne, mais quelquefois légèrement concave, ou encoché au centre de sa longueur par le sillon lingual; mais plus généralement il est légèrement convexe. Les bords distal et mésial sont à peu près droits sur les dents les mieux conformées; cependant le distal est parfois fortement convexe, suivant la proéminence du cinquième tubercule (ou disto-lingual). Tous ces bords ont une convexité variable, la règle étant que, sur les dents volumineuses et de développement symétrique, ils se rapprochent plus de la ligne droite.

97. Chacune de ces portions marginales est surmontée par les **crêtes marginales** mésiale, buccale, linguale et distale, qui forment une élévation continue de hauteur irrégulière autour des bords de la surface triturante, et sur laquelle se distinguent cinq tubercules. Les inclinaisons centrales de ces crêtes forment la **fossette centrale**. Sur les tubercules mésial, lingual et distal, les sommets de ces crêtes sont près des bords de la surface, mais, sur le buccal, il y a une inclinaison en dedans de la surface buccale qui porte le sommet de la crête considérablement vers l'axe central de la dent.

98. La **surface d'occlusion** a cinq sillons de développement (fig. 74 et 75) : le mésial, le buccal, le disto-buccal, le lingual et le distal, — qui la divise en cinq parties de développement ou **lobes**. Ce sont les lobes mésio-buccal (*a*), disto-buccal (*b*), mésio-lingual (*c*), disto-lingual (*d*) et distal (*e*), chacun portant un tubercule de même nom. **Le sillon mésial** (*n*) va de la fossette centrale à la face mésiale, en traversant la crête marginale mésiale. Sur cette crête, il est ordinairement représenté par une ligne fine qui disparaît bientôt par l'usure. Parfois, il se divise en deux branches, séparées par un petit tubercule que montre la crête marginale mésiale (fig. 74, *f*). Dans bon nombre de cas, il y a un sillon supplémentaire partant du sillon mésial vers le centre de sa longueur, pour se diriger vers l'angle mésio-buccal; c'est le sillon triangulaire mésio-buccal (fig. 75, *t*). Il sépare la crête marginale mésiale de la crête triangulaire du tubercule mésio-buccal. Plus rarement, il existe encore un sillon semblable, allant vers le tubercule mésio-lingual. Quand ces derniers sont profonds, ils forment une fossette supplémentaire mésiale (fig. 75, *t*). Le **sillon buccal** (*o*), profond,

s'étend de la fossette centrale à la face buccale en traversant la crête marginale buccale, et sépare le tubercule mésio-buccal du disto-buccal. Le **sillon disto-buccal** (p) va aussi de la fossette centrale et traverse la crête buccale, plus ou moins près de l'angle distal, suivant le volume du tubercule distal. Le **sillon lingual** (s), profond, s'étend du creux central à la face linguale en traversant la crête marginale linguale, et sépare les deux lobes linguaux. Le **sillon distal** (r) marche du côté distal pour traverser la crête marginale distale, et sépare le lobe disto-lingual du distal. Fréquemment ce sillon peut se suivre à quelque distance sur la face distale vers la ligne gingivale. Les sillons mésial et distal forment une ligne qui traverse toute l'étendue de la surface triturante, depuis la face mésiale jusqu'à la distale, et au centre de laquelle se voit une déflexion en V dont la pointe regarde le côté lingual, tandis que la base reçoit l'extrémité de la crête triangulaire (i) du tubercule disto-buccal.

99. Le plus souvent, la **fossette centrale** occupe toute la surface triturante dans le cercle du sommet des crêtes marginales; cependant, il est des cas où une ou plusieurs fossettes supplémentaires en sont séparées par de hautes crêtes triangulaires venant des tubercules (fig. 75, h, k). La surface de la fossette est, sur la plupart de ces dents, rendue irrégulière par de profondes fissures que présentent les sillons, séparant les tubercules et les crêtes triangulaires.

100. La surface d'occlusion de la première molaire inférieure a **cinq tubercules**, un sur chacun des **cinq lobes**, ou trois sur la crête marginale buccale, et deux sur la crête marginale linguale (1). Ces tubercules sont formés par les sillons décrits ci-dessus (98), qui en traversant les crêtes sous forme de dépressions de profondeur variable, subdivisent ainsi les sommets des crêtes en élévations obtuses. D'ordinaire, celles-ci ne sont ni aussi hautes, ni aussi proéminentes que les tubercules des molaires supérieures. Le tubercule **mésio-buccal** (fig. 74 et 75, a) est le plus fort et le plus gros des cuspides buccaux, et occupe un peu plus d'un tiers de la crête marginale buccale. De son sommet, une crête triangulaire (h) s'étend vers le centre à la jonction des sillons mésial et buccal et

(1) Dans quelques cas rares, la première molaire inférieure n'a que quatre tubercules, et alors cette dent ressemble à la seconde molaire du bas (parag. 109, 110).

est séparée, par le sillon mésial, d'une crête triangulaire semblable partant du tubercule mésio-lingual. Quand ces deux crêtes sont élevées, elles forment, conjointement avec les sillons triangulaires et la crête marginale mésiale, une fossette supplémentaire mésiale. Le **tubercule disto-buccal** (*b*), moins étendu dans le sens mésio-distal, a une crête triangulaire plus longue, quoique moins élevée, qui se termine à la pointe du V formé par la déflexion des sillons mésial et distal.

101. Les **tubercules linguaux** (*c*, *d*) offrent à peu près le même volume et la même hauteur (le mésial étant peut-être un peu plus élevé en moyenne). Ils ont de fortes crêtes triangulaires (*k*, *l*) qui se terminent dans les angles formés par la jonction du sillon lingual avec les sillons mésial et distal dans la dépression centrale.

102. Le **tubercule distal** (*e*) occupe la portion distale de la crête buccale et forme l'ange disto-buccal de la surface triturante. Il constitue le caractère distinctif de la première molaire inférieure, sur laquelle il manque très rarement, tandis qu'il n'existe jamais sur la seconde molaire du bas. C'est le plus petit des cinq tubercules et celui qui varie le plus dans ses dimensions relatives. Quelquefois il égale, ou à peu près, le tubercule disto-buccal. D'autres fois, surtout sur les dents petites et de développement défectueux, il peut se réduire à une simple saillie occupant la portion buccale de la crête maginale distale et l'angle disto-buccal immédiat. Le talus central de ce tubercule est généralement presque plat, mais offre parfois un sommet arrondi. Il se termine à la jonction des sillons buccal et disto-buccal.

103. Cette dent présente souvent une dépression profonde à la jonction des sillons mésial, distal et lingual. Moins fréquemment, il existe aussi une dépression à la rencontre des sillons mésial et buccal, et à la jonction des sillons distal et disto-buccal. Les sillons sont souvent fissurés pendant un court trajet à partir des fossettes, surtout dans la gouttière linguale profondément sillonnée. Sur certaines dents de développement très imparfait on peut trouver des fissures en n'importe quelle partie des sillons.

104. La **surface buccale** de la première molaire inférieure (fig. 76 et 77), vue à angle droit avec l'axe longitudinal de la dent, est de forme irrégulièrement trapézoïdale, avec le bord triturant environ 2/7es plus long que le gingival. Les bords

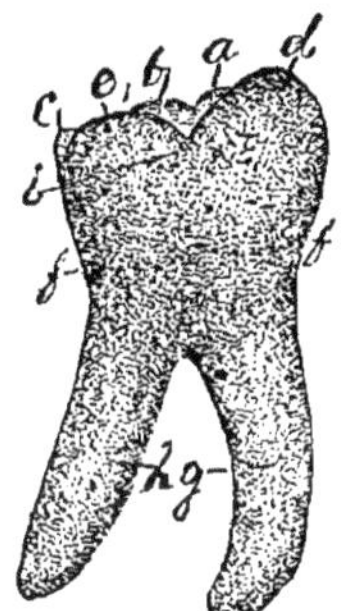

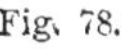
Fig. 78.

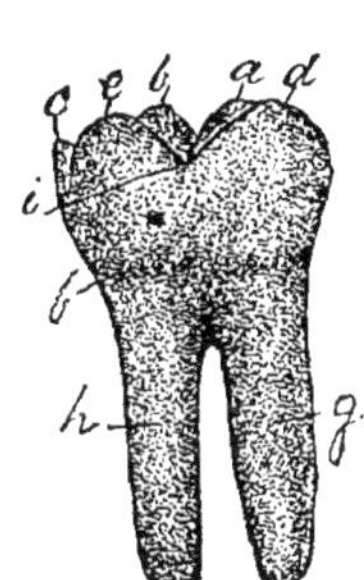
Fig. 79.

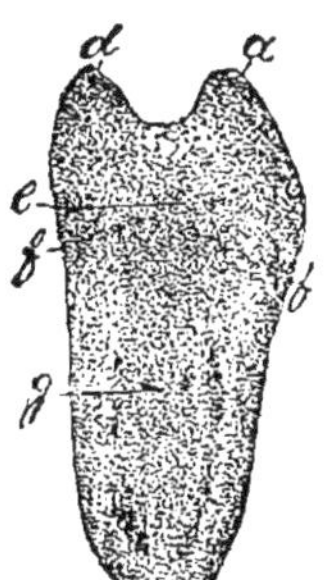
Fig. 80

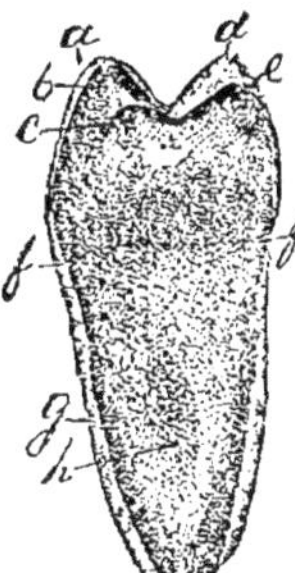
Fig. 81.

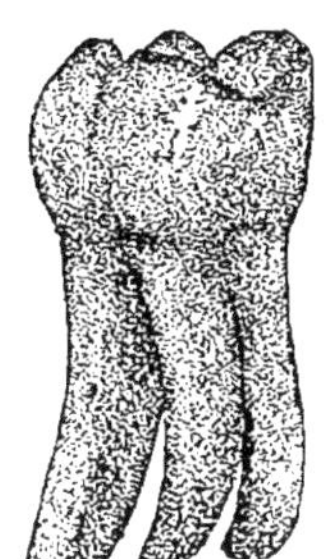
Fig. 82.

Fig. 78* (Par. 105).—Première Molaire Inférieure Gauche, Surface Linguale. *a*, Tubercule mésio-buccal ; *b*, tubercule disto-buccal ; *c*, tubercule distal ; *d*, tubercule mésio-lingual ; *e*, tubercule disto-lingual ; *f*, *f*, ligne gingivale ; *g*, racine mésiale ; *h*, racine distale. Les racines sont écartées ; *i*, sillon lingual.

Fig. 79* (Par. 105).—Première Molaire Inférieure Gauche, Surface Linguale. Cette dent a des tubercules proéminents et ses racines sont droites et rapprochées. Même légende que pour la Fig. 78.

Fig. 80* (Par. 106).—Première Molaire Inférieure Gauche, Surface Mésiale. *a*, Tubercule mésio-buccal ; *d*, tubercule mésio-lingual ; *e*, face mésiale, point de concavité ; *f*, *f*, ligne gingivale ; *g*, racine mésiale avec large sillon.

Fig. 81* (Par. 107).—Première Molaire Inférieure Gauche, Surface Distale. Tubercules très-proéminents. *a*, Tubercule mésio-buccal ; *b*, tubercule disto-buccal ; *c*, tubercule distal ; *d*, tubercule mésio-lingual ; *e*, tubercule disto-lingual ; *f*, ligne gingivale ; *g*, racine mésiale ; *h*, racine distale.

Fig. 82* (Par. 108).—Première Molaire Inférieure, à trois racines.

---

* Illustration, grandeur 1½.

Avec la permission de The Wilmington Dental Mfg. Co.

mésial et distal convergent vers le gingival, et les angles qu'ils forment avec la surface triturante sont à peu près également aigus. Le bord triturant est interrompu par les sillons buccal et disto-buccal, de façon à présenter trois élévations ou tubercules. La ligne gingivale est droite ou légèrement courbe, la concavité regardant la surface d'occlusion. Les lignes mésiale et distale sont légèrement convexes. La surface buccale est convexe dans tous les sens ; mais la ligne de convexité est interrompue dans la direction mésio-distale et vers le bord triturant, par les sillons buccal et disto-buccal, qui la traversent en venant de la surface triturante.

Le **sillon buccal** (*i*), situé d'ordinaire un peu du côté mésial par rapport à la ligne centrale de la surface, se termine souvent dans une dépression profonde (*e*) environ à égale distance du bord triturant et de la ligne gingivale. Par exception, ce sillon peut se continuer jusqu'à la bifurcation de la racine. Le **sillon disto-buccal** (*k*), voisin de l'angle disto-buccal, se dirige vers la ligne gingivale en inclinant du côté distal. Il s'efface d'ordinaire en devenant de plus en plus superficiel, mais on peut parfois le suivre jusqu'à la ligne gingivale. L'émail se termine par une inclinaison marquée vers la ligne gingivale, formant la **crête bucco-gingivale**.

105. La **surface linguale** de cette dent (fig. 78 et 79) est légèrement convexe dans toutes les directions. Elle forme un angle assez vif avec la surface triturante, mais elle s'arrondit vers les surfaces mésiale et distale. Par suite de la convergence linguale des surfaces mésiale et distale, la face linguale est bien plus courte que la buccale dans le sens mésio-distal. Le bord triturant est profondément encoché par le passage du sillon lingual (*i*), qui se termine ordinairement près du centre de la surface en devenant plus superficiel.

106. La **surface mésiale** (fig. 80) est de contour très irrégulier et a souvent son bord triturant profondément concave. La courbure gingivale est généralement prononcée, et les lignes buccale et linguale sont convexes. Le bord buccal de cette surface est plus convexe que le lingual et sa courbure s'incline de façon à rendre la ligne gingivale beaucoup plus longue que le bord triturant. La surface est presque plate, mais légèrement convexe ; cependant, dans la partie centrale, près de la ligne gingivale, elle est quelquefois légèrement concave dans le sens bucco-lingual. Elle s'arrondit vers les angles

buccal et lingual. Avec la face triturante elle forme un angle vif dans la portion centrale, mais elle s'arrondit vers les angles lingual et buccal. Dans le sens de l'axe longitudinal de l'organe, il y a d'ordinaire une concavité à la jonction de l'émail et du cément.

107. La **surface distale** (fig. 81) est régulièrement convexe dans le sens bucco-lingual. De la surface triturante à la ligne gingivale elle est plane ou légèrement convexe, mais présente une concavité considérable à la jonction de la couronne avec la racine, qui parfois forme un angle vif, mais généralement est bien arrondie. Le bord triturant est souvent profondément encoché par le sillon distal. Dans quelques cas, le sillon disto-buccal est profond après avoir traversé la crête marginale, et dans son inclinaison distale il forme une légère concavité à l'angle disto-buccal.

108. La **racine de la première molaire inférieure** présente deux divisions (fig. 76 à 82), qui naissent généralement près de la couronne, plus près que sur n'importe quelle autre dent de la bouche. La **racine mésiale** (g) s'incline d'abord du côté mésial pour se recourber ensuite régulièrement vers le côté distal. Elle est large dans le sens bucco-lingual, et s'amincit beaucoup dans le sens mésio-distal, de telle sorte que sur des sections transversales un des diamètres est double de l'autre. Elle est d'ordinaire légèrement concave sur les deux faces mésiale et distale et s'effile régulièrement, mais non rapidement, depuis la bifurcation jusqu'à l'apex, pour se terminer par une pointe aplatie, mais bien arrondie. La **racine distale** (h) s'incline d'abord du côté distal pour devenir ensuite rectiligne ou à peu près. Dans quelques cas, la moitié apicale se recourbe du côté distal, mais plus souvent vers le mésial, de telle sorte que les apex des deux racines s'inclinent l'un vers l'autre. Elle est plus étroite dans le sens bucco-lingual que la racine mésiale, et plus cylindrique, n'étant que rarement concave ou sillonnée sur la surface mésiale ou sur la distale. Elle s'effile régulièrement pour arriver à une terminaison plus pointue que ne le fait la racine mésiale, bien que l'apex soit généralement bien arrondi. La forme de la racine est régulière, se déviant rarement de son type. Parfois, cependant, la division de la racine est incomplète. Dans certains cas, la racine mésiale se subdivise, ce qui donne à la dent trois racines (fig. 82) ; et j'ai rencontré quelques organes où la racine distale, se divisant également, la dent avait quatre racines.

SECONDE MOLAIRE INFÉRIEURE

109. La différence la plus caractéristique entre la première et la seconde molaires inférieures est l'absence, sur cette dernière, du **cinquième lobe**, et le changement général de forme que cette absence implique ; les autres parties de la dent sont semblables.

110. Quand la **surface d'occlusion** est vue suivant une ligne correspondant au grand axe de l'organe (fig. 83), le contour de la couronne représente à peu près un parallélogramme à angles arrondis, et dont les côtés sont légèrement convexes, le buccal l'étant le plus. Les sommets des crêtes marginales sont voisins des bords mésial, distal et lingual, tandis que, par suite de l'inclinaison de la face buccale, le bord buccal se relève du côté lingual. Les talus centraux des crêtes marginales forment une fossette centrale profonde, fortement creusée d'ordinaire au milieu.

111. Il y a quatre **sillons de développement**, tous partant de la dépression centrale. Le **sillon mésial** (*l*) se dirige vers le bord mésial et traverse la crête marginale mésiale sous forme d'une ligne fine, qui souvent s'oblitère par l'usure. Le **sillon distal** (*o*) s'étend de manière semblable jusqu'à la face distale. Ces deux sillons divisent la surface triturante dans le sens mésio-distal, en passant par son centre, entre les sommets des crêtes marginales, buccale et linguale. Le **sillon buccal** (*m*) va de la fossette centrale au bord buccal et dépasse ce bord pour arriver jusqu'à la face buccale, divisant la crête buccale en deux tubercules buccaux, tandis que le **sillon lingual** (*n*) suit une marche analogue du côté opposé, pour diviser la crête marginale linguale en deux tubercules linguaux. Les deux divisent la surface triturante, dans le sens bucco-lingual, en deux parties presque égales, la portion mésiale étant d'ordinaire un peu plus grande. Les quatre sillons forment une croix sur la surface d'occlusion, qu'ils divisent en **quatre lobes**, ou parties de développement, sur chacun desquels se trouvent un tubercule et une crête triangulaire. Dans quelques cas, les sillons ne se rencontrent pas exactement au creux central. Le lingual peut rencontrer le buccal, soit du côté mésial, soit du côté distal ; ou bien, une variation analogue peut s'observer à la termi-

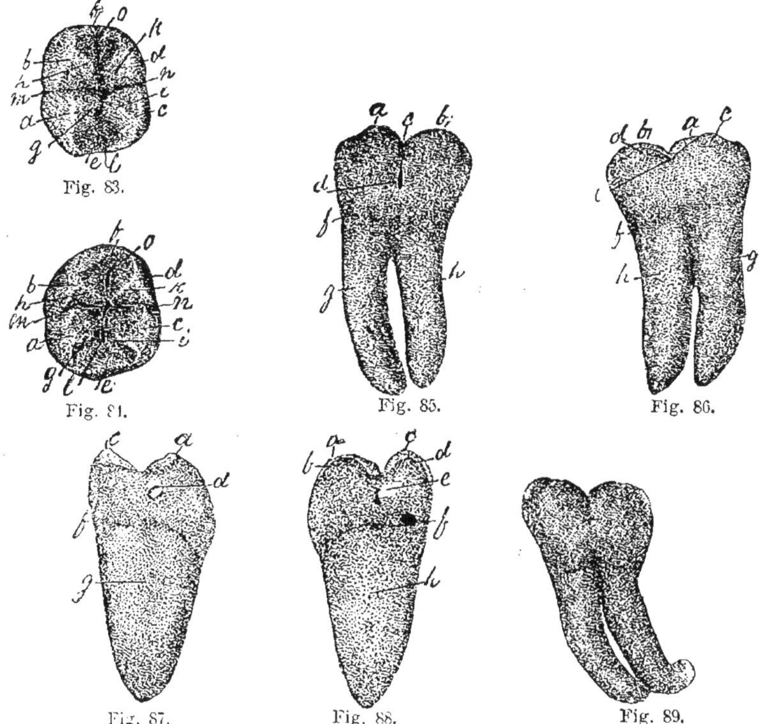

Fig. 83. Fig. 84. Fig. 85. Fig. 86. Fig. 87. Fig. 88. Fig. 89.

FIG. 83* (Par. 110).—SECONDE MOLAIRE INFÉRIEURE DROITE, FACE TRITURANTE, de forme typique. *a*, Tubercule mésio-buccal ; *b*, tubercule disto-buccal ; *c*, tubercule mésio-lingual ; *d*, tubercule disto-lingual ; *e*, crête marginale mésiale ; *f*, crête marginale distale ; *g*, crête triangulaire mésio-buccale ; *h*, crête triangulaire disto-buccale ; *i*, crête triangulaire mésio-linguale ; *k*, crête triangulaire disto-linguale ; *l*, sillon mésial ; *m*, sillon buccal ; *n*, sillon lingual ; *o*, sillon distal.

FIG. 84* (Par. 113).—SECONDE MOLAIRE INFÉRIEURE DROITE, FACE TRITURANTE, de forme imparfaite. *a*, Tubercule mésio-buccal ; *b*, tubercule disto-buccal ; *c*, tubercule mésio-lingual ; *d*, tubercule disto-lingual ; *e*, crête marginale mésiale ; *f*, crête marginale distale ; *g*, crête triangulaire mésio-buccale ; *h*, crête triangulaire disto-buccale ; *i*, crête triangulaire mésio-linguale ; *k*, crête triangulaire disto-buccale ; *l*, sillon mésial ; *m*, sillon buccal ; *n*, sillon lingual ; *o*, sillon distal.

FIG. 85* (Par. 115).—SECONDE MOLAIRE INFÉRIEURE GAUCHE, SURFACE BUCCALE. *a*, Tubercule mésio-buccal ; *b*, tubercule disto-buccal ; *c*, sillon buccal ; *d*, creux buccal ; *f*, ligne gingivale ; *g*, racine mésiale ; *h*, racine distale.

FIG. 86* (Par. 117).—SECONDE MOLAIRE INFÉRIEURE GAUCHE, SURFACE MÉSIALE. *a*, Tubercule mésio-buccal ; *b*, tubercule disto-buccal ; *c*, tubercule mésio-lingual ; *d*, point de contact de la surface mésiale avec la dent voisine ; *f*, ligne gingivale ; *g*, racine mésiale.

FIG. 88* (Par. 118).—SECONDE MOLAIRE INFÉRIEURE GAUCHE, SURFACE DISTALE. *a*, Tubercule mésio-buccal ; *b*, tubercule disto-buccal ; *c*, tubercule mésio-lingual ; *d*, tubercule disto-lingual ; *e*, point de contact de la surface distale avec la dent voisine ; *f*, ligne gingivale ; *h*, racine distale.

FIG. 89* (Par. 119).—SECONDE MOLAIRE INFÉRIEURE DROITE, SURFACE LINGUALE. Les racines sont très-recourbées du côté distal.

---

* Illustration, grandeur 1½

Avec la permission de The Wilmington Dental Mfg. Co.

naison centrale des sillons mésial et distal, déterminant de l'irrégularité dans le contour de la fossette centrale. Parfois, les lobes sont de volume inégal, ou les tubercules inégalement développés donnent lieu à des formes imparfaites (fig. 84).

112. En moyenne, les **tubercules** de la seconde molaire inférieure sont plus élevés et plus pointus, et les **crêtes triangulaires** sont plus saillantes qu'elles ne le sont sur la première molaire. Les tubercules mésio-buccal et mésio-lingual sont généralement un peu plus volumineux que le disto-buccal et le disto-lingual; de même, les crêtes triangulaires mésio-buccale et mésio-linguale (fig. 83, *g*, *i*) sont ordinairement plus proéminentes. Les sommets de ces crêtes ne vont pas directement vers la fossette centrale, mais les deux mésiales se rencontrent au côté mésial du creux central, tandis que les deux distales se rencontrent au côté distal de cette fossette. Quand elles sont élevées, elles forment des crêtes transversales par leur jonction et il en résulte des fossettes supplémentaires distale et mésiale. Quand tel est le cas, on observe d'ordinaire des sillons triangulaires supplémentaires, qui se dirigent vers les angles de la dent, et séparent les crêtes triangulaires des marginales, en élargissant et approfondissant les **fossettes supplémentaires**. Une dépression profonde se trouve souvent au point où ces sillons supplémentaires se détachent des sillons principaux. Les fossettes supplémentaires se rencontrent plus fréquemment, ou sont plus prononcées, dans la portion mésiale que dans la portion distale de la dent; mais, assez souvent, les crêtes triangulaires sont tellement séparées par des gouttières sillonnées, mésiale et distale, que l'on n'observe pas de fossettes supplémentaires.

113. Dans quelques cas, la seconde molaire inférieure présente des différences dans le volume comparatif de ses **lobes**, et les sillons peuvent se dévier de leur trajet normal. Quelquefois, le sillon distal se divise en deux en traversant la crête marginale distale, laissant un petit tubercule entre les deux divisions. Les dents de développement imparfait offrent parfois des sillons supplémentaires, ou des rides, allant des sillons de développement aux inclinaisons centrales des crêtes et des tubercules.

114. Des **fissures** s'observent le plus souvent près des extrémités centrales des sillons, bien qu'on puisse en voir sur n'importe quelle partie du trajet de ces derniers ; et sur les dents mal for-

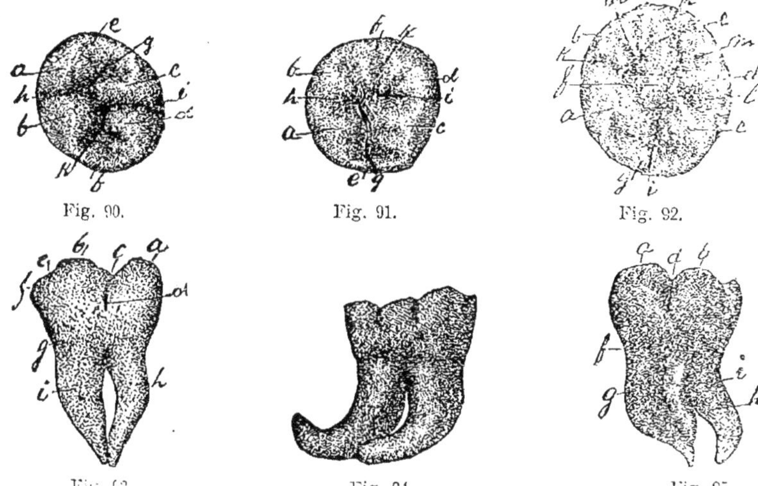

Fig. 90. Fig. 91. Fig. 92.

Fig. 93. Fig. 94. Fig. 95.

Fig. 90* (Par. 122).—Troisième Molaire Inférieure Gauche, Face Triturante, de forme imparfaite. *a*, Tubercule mésio-buccal; *b*, tubercule disto-buccal; *c*, tubercule mésio-lingual; *d*, tubercule disto-lingual; *e*, crête marginale mésiale; *f*, crête marginale distale; *g*, sillon mésial; *h*, sillon buccal; *i*, sillon lingual; *k*, sillon distal. Les sillons buccal et lingual ne se rencontrent pas dans la fossette centrale, comme ils le font dans les formes ordinaires.

Fig. 91* (Par. 122).—Troisième Molaire Inférieure, Face Triturante, de forme très-imparfaite. *a*, Tubercule mésio-buccal; *b*, tubercule disto-buccal; *c*, tubercule mésio-lingual; *d*, tubercule disto-lingual; *e*, crête marginale mésiale; *f*, crête marginale distale; *g*, sillon mésial; *h*, sillon buccal; *i*, sillon lingual; *k*, sillon distal. Plusieurs sillons sont fissurés et de forme irrégulière.

Fig. 92* (Par. 123).—Troisième Molaire Inférieure Droite, Face Triturante, dent très-volumneuse et de forme irrégulière. *a*, Tubercule mésio-buccal; *b*, tubercule disto-buccal très-imparfait; *c*, tubercule mésio-lingual, avec une crête triangulaire vive, à direction très-prononcée vers le côté distal; *d*, tubercule disto-lingual s'écartant beaucoup de la position normale du côté mésial; *e*, *f*, crête supplémentaire considérable, occupant le milieu de la fossette centrale; *g*, crête marginale mésiale; *h*, crête marginale distale; *i*, sillon mésial, profondément fissuré et divisé en sillons supplémentaires, aussi fissursés, s'étendant des côtés lingual et labial et formant une fossette mésiale supplémentaire; *k*, sillon buccal; *l*, sillon lingual; *m*, *n*, fissure profonde de chaque côté de la crête supplémentaire. On voit un certain nombre de plis profonds passant sur la crête marginale distale.

Fig. 93* (Par. 125).—Troisième Molaire Inférieure Droite, Surface Buccale, à cinq tubercules. *a*, Tubercule mésio-buccal; *b*, tubercule disto-buccal; *c*, sillon buccal; *d*, creux buccal; *e*, sillon disto-buccal; *f*, tubercule distal; *g*, ligne gingivale; *h*, racine mésiale; *i*, racine distale. Ici la racine distale est la plus grosse, et les deux racines se rejoignent par leurs sommets, choses insolites.

Fig. 94* (Par. 127).—Troisième Molaire Inférieure Droite, à racines très-recombées vers le côté distal.

Fig. 95* (Par. 127).—Troisième Molaire Inférieure Gauche, Surface Buccale, trois racines. *a*, Tubercule mésio-buccal; *b*, tubercule disto-buccal; *c*, tubercule distal; *d*, sillon buccal; *f*, ligne gingivale; *g*, racine mésiale; *h*, racine distale; *i*, racine surnuméraire.

---

* Illustration, grandeur 1½.

Avec la permission de The Wilmington Dental Mfg. Co.

mées les sillons supplémentaires peuvent être profondément fissurés.

115. La **face buccale** de la seconde molaire inférieure (fig. 85) est convexe dans toutes les directions, tout en étant partiellement divisée en deux sections, ou crêtes, par le sillon buccal (*c*) qui parcourt cette surface en venant de la face triturante. Dans bon nombre de cas, ce sillon se termine près du centre de la surface dans une dépression profonde (*d*). Cette dent n'a pas de sillon disto-buccal. Les bords distal et mésial convergent moins vers la ligne gingivale qu'ils ne le font sur la première molaire. La ligne gingivale est presque droite et le bord de l'émail s'incline fortement de son côté, en offrant l'apparence d'une crête d'émail gingivale.

116. La **face linguale** (fig. 86) est semblable de tous points à celle de la première molaire inférieure (voir par. 105) ; mais, par suite d'une convergence bien moins grande des surfaces mésiale et distale vers la linguale, cette surface est à peu près aussi grande que la surface buccale.

117. La **surface mésiale** (fig. 87) de la seconde molaire inférieure est généralement un peu plus convexe qu'elle ne l'est sur la première molaire du bas (voir parag. 106) ; mais tout est d'ailleurs semblable.

118. La **surface distale** (fig. 88) diffère de celle de la première molaire inférieure en ce qu'elle n'a pas la protubérance distale due au cinquième tubercule. Son point d'approximation avec la troisième molaire est ordinairement central, ou répond à l'angle lingual, tandis que le point correspondant sur la première molaire inférieure répond à l'angle buccal. Cette surface est d'ordinaire régulièrement et parfaitement convexe et sa ligne gingivale offre rarement une courbure bucco-linguale.

119. Les **racines** de la seconde molaire inférieure (fig. 85 à 89) sont semblables à celles de la première molaire; mais les divisions sont beaucoup moins étendues et moins sillonnées sur les côtés mésial et distal. Assez souvent, la racine est unique avec un sillon profond sur ses côtés buccal et lingual, qui rappelle les divisions. La racine est de forme bien plus irrégulière que celle de la première molaire inférieure, et souvent elle est fortement recourbée du côté distal (fig. 89) ou autrement contournée.

TROISIÈME MOLAIRE INFÉRIEURE

120. La **troisième molaire inférieure**, appelée encore dent de sagesse, est la huitième dent à partir de la ligne médiane et la dernière de l'arcade Elle répond à la deuxième molaire par sa face mésiale. La dent a deux **formes typiques** : l'une est une dent à quatre tubercules, semblable à la seconde molaire inférieure (fig. 83) ; l'autre, une dent à cinq tubercules, semblable à la première molaire inférieure (fig. 75) ; mais on observe de grandes variations de ces deux types. En fait, d'après l'observation de l'auteur, c'est la dent qui est le plus souvent irrégulière.

121. La dent à **quatre lobes** est la forme la plus commune et, quand l'organe est bien développé, sa surface triturante ressemble à celle de la seconde molaire inférieure. On observe souvent une fossette supplémentaire, formée par la saillie des crêtes triangulaires mésio-buccale et mésio-linguale ; mais dans la portion distale de la couronne il est rare d'observer une pareille fossette. En réalité, sur les troisièmes molaires inférieures quadricuspidées, les lobes distaux sont généralement beaucoup plus petits que les lobes mésiaux.

122. Le **trajet des sillons** est souvent très contourné, de telle sorte que leurs extrémités centrales n'arrivent pas à se rencontrer, comme on le voit figure 90 ou autrement. Cela rend la forme de la fossette centrale extrêmement irrégulière. Ou bien encore, les sillons principaux peuvent se confondre parmi un certain nombre de sillons supplémentaires, au point qu'il devient à peine possible de distinguer les lignes réelles de division des lobes (fig. 91). Assez fréquemment, quelques-uns des sillons supplémentaires passent sur les crêtes marginales qui se trouvent ainsi plissées ou divisées en plusieurs tubercules imparfaits. Parfois les crêtes marginales sont presque de hauteur égale tout autour de la fossette centrale, et la surface adamantine de celle-ci est chargée de petites rides, dont quelques-unes peuvent être profondément fissurées.

123. La troisième molaire inférieure est quelquefois très volumineuse et alors les crêtes peuvent se subdiviser en six, sept ou huit tubercules et en autant de lobes assez distincts ; ou bien encore une ou plusieurs **crêtes supplémentaires** peuvent apparaître dans

l'aire de la fossette centrale entourées de sillons qui les séparent des autres parties de la couronne (fig. 92). Des dents de ce genre sont ordinairement de développement défectueux, et les sillons sont profondément fissurés.

124. Les troisièmes molaires inférieures à **cinq lobes** sont des dents très grosses, plus volumineuses que les secondes molaires, et très régulièrement formées. Le lobe distal se rapproche plus du disto-lingual, et la surface buccale est plus arrondie que sur les premières molaires. Cette forme est bilatérale et héréditaire.

125. La **surface buccale** de la troisième molaire inférieure (fig. 93, 94 et 95) est ordinairement plus convexe que chez les autres molaires du bas, mais offre d'ailleurs la même forme. Si cette dent est à **quatre lobes**, elle a les mêmes sillons et les mêmes dépressions que la seconde molaire ; si elle est à **cinq lobes**, elle présente les caractères de la première molaire inférieure.

126. Les **surfaces mésiale**, **linguale** et **distale** correspondent à celles des autres molaires du bas, en étant seulement plus arrondies, surtout la distale qui souvent représente un véritable arc de cercle dans le sens bucco-lingual.

127. La **racine** de la troisième molaire inférieure (fig. 93, 94, 95) est ordinairement beaucoup plus petite, comparativement à sa couronne, que chez les autres molaires inférieures. Elle peut être simple, ou divisée en deux ou plusieurs parties, la tendance étant, comme chez les autres molaires du bas, à la formation de deux racines ; mais, bien que la grande majorité de ces dents aient deux racines, la racine unique est commune et les trois racines (par subdivision de la mésiale) ne sont pas rares. La racine ou les racines de cette dent se recourbent d'ordinaire du côté distal, quelquefois à un degré considérable, et peuvent présenter d'autres distorsions. Il faut pour l'extraction se rappeler cette tendance à l'irrégularité de la racine.

LES DENTS CADUQUES

128. Ce sont les dents de la première enfance ; elles servent à la mastication jusqu'à ce que les os maxillaires se soient suffisamment développés pour loger les dents permanentes, organes plus volumineux de l'âge adulte. Les premières tombent alors par suite

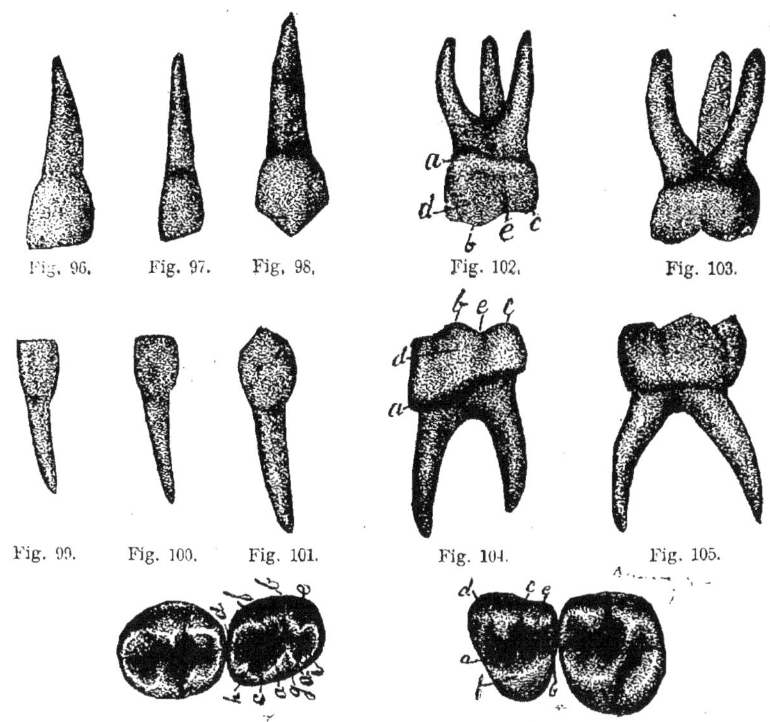

Fig. 96. Fig. 97. Fig. 98. Fig. 102. Fig. 103.

Fig. 99. Fig. 100. Fig. 101. Fig. 104. Fig. 105.

Fig. 106. Fig. 107.

FIG. 96* (Par. 129).—INCISIVE CENTRALE SUPÉRIEURE CADUQUE.

FIG. 97* (Par. 129).—INCISIVE LATÉRALE SUPÉRIEURE CADUQUE.

FIG. 98* (Par. 129).—CANINE SUPÉRIEURE CADUQUE.

FIG. 99* (Par. 129).—INCISIVE CENTRALE INFÉRIEURE CADUQUE.

FIG. 100* (Par. 129).—INCISIVE LATÉRALE INFÉRIEURE CADUQUE.

FIG. 101* (Par. 129).—CANINE INFÉRIEURE CADUQUE.

FIG. 102* (Par. 138).—PREMIÈRE MOLAIRE SUPÉRIEURE CADUQUE GAUCHE, SURFACE BUCCALE. *a*, Crête bucco-gingivale ; *b*, tubercule mésio-buccal ; *c*, tubercule disto-buccal ; *d*, crête buccale ; *e*, sillon buccal.

FIG. 103* (Par. 129).—SECONDE MOLAIRE SUPÉRIEURE CADUQUE GAUCHE.

FIG. 104* (Par. 148).—PREMIÈRE MOLAIRE INFÉRIEURE CADUQUE GAUCHE, SURFACE BUCCALE. *a*, Crête bucco-gingivale ; *b*, tubercule mésio-buccal ; *c*, tubercule disto-buccal ; *d*, crête buccale ; *e*, sillon buccal.

FIG. 105* (Par. 129).—SECONDE MOLAIRE INFÉRIEURE CADUQUE GAUCHE, SURFACE BUCCALE.

FIG. 106* (Par. 141).—PREMIÈRE ET SECONDE MOLAIRES INFÉRIEURES CADUQUES, FACES TRITURANTES. Les lobes et les sillons de la second molaire inférieure caduque sont les mêmes que ceux de la première molaire inférieure permanente, Fig. 75. La première molaire caduque a quatre lobes. *a*, Sillon mésial ; *b*, sillon buccal ; *c*, sillon lingual ; *d*, sillon distal ; *e*, tubercule mésio-buccal ; *f*, tubercule disto-buccal ; *g*, tubercule mésio-lingual ; *h*, tubercule disto-lingual ; *i*, fossette mésiale.

FIG. 107* (Par. 134).—PREMIÈRE ET SECONDE MOLAIRES SUPÉRIEURES CADUQUES GAUCHES. La seconde molaire caduque a ses sillons et ses lobes de même forme que ceux de la première molaire permanente, Fig. 54. La première molaire supérieure caduque gauche n'a que trois tubercules. *a*, Sillon mésial ; *b*, sillon distal ; *c*, sillon buccal ; *d*, tubercule mésio-buccal ; *e*, tubercule disto-buccal ; *f*, tubercule lingual.

* Illustration, grandeur 1½.

Avec la permission de The Wilmington Dental Mfg. Co.

de la **résorption** de leurs racines, qui laisse les couronnes sans appui. De là le nom de temporaires qu'ont encore ces dents. Le travail de résorption des racines commence vers la septième année et se complète entre douze et quatorze ans, les organes de remplacement succédant aux caducs. Il y a vingt dents caduques, dix à chaque mâchoire, savoir : deux **incisives centrales**, deux **incisives latérales**, deux **canines** et quatre **molaires** ; ce qu'on exprime par la formule suivante :

$$I \frac{2}{2} C \frac{1}{1} M \frac{2}{2} = 20$$

Il n'existe pas de **bicuspides** dans la série temporaire, aussi les premières molaires caduques sont-elles en contact immédiat avec les canines caduques. Les bicuspides de la série permanente succèdent aux molaires temporaires.

129. Les **incisives** et les **canines** de la série caduque (fig. 96 à 101) sont semblables par la forme et la construction lobaire aux organes qui les remplacent, mais les **molaires caduques** donnent place aux **bicuspides permanentes**, qui sont de type fort différent. Les **secondes molaires caduques** (fig. 103, 105), les supérieures comme les inférieures, sont de même forme et de même construction lobaire que les premières molaires permanentes. Les **premières molaires caduques**, supérieures et inférieures, n'ont pas d'analogues dans la série permanente. Leur forme et la disposition de leurs **lobes** sont spéciales à ces dents. Aussi en décrirons-nous les couronnes séparément (parag. 134 à 150).

130. Les **couronnes** des dents temporaires, bien que semblables par la forme et la construction lobaire à celles des dents permanentes, offrent pourtant certaines petites différences qui les distinguent. Elles sont considérablement plus petites que les dents permanentes correspondantes. Cette réduction de volume intéresse la totalité de l'organe, de telle façon que les proportions générales ne sont pas modifiées, sauf une longueur proportionnellement plus longue des racines.

131. Les dents caduques se caractérisent, cependant, par une **constriction** beaucoup plus grande au **collet**. L'émail, au lieu de s'atténuer jusqu'au bord gingival comme il le fait sur les dents permanentes, conserve son épaisseur presque jusqu'à ce niveau et se termine abruptement, en laissant une constriction brusque au

collet de l'organe. Ce fait est de degré variable, mais il est commun à toutes les dents de la série caduque et les distingue des dents permanentes.

132. Les **faces buccale** et **linguale** des molaires temporaires s'inclinent vers la surface triturante beaucoup plus que ne le font celles des permanentes, de sorte que la surface d'occlusion immédiate est d'autant plus étroite que la couronne est plus épaisse dans le sens bucco-lingual. Aussi, la couronne vue dans la bouche paraît elle être très longue dans la direction mésio-distale, ce caractère étant toutefois moins prononcé sur les molaires caduques du haut que sur celles du bas (voir fig. 106 et 107).

133. **L'émail** des dents caduques est ordinairement plus blanc que celui des dents permanentes et la texture des premières est probablement plus grossière. La différence de couleur offre souvent un fort contraste quand quelques-unes des dents permanentes, les incisives centrales, par exemple, ont pris place à côté des organes temporaires restant.

PREMIÈRE MOLAIRE CADUQUE SUPÉRIEURE

134. La **surface d'occlusion** de la première molaire caduque supérieure (fig. 107), vue suivant l'axe longitudinal de l'organe, présente une forme quadrangulaire irrégulière, dans laquelle la ligne buccale est la plus longue. L'angle mésio-buccal est aigu, le mésio-lingual obtus, et les deux angles distaux sont presque droits. Le bord buccal est irrégulièrement convexe, et le bord lingual régulièrement arrondi. Les surfaces buccale et linguale s'inclinent toutes deux centralement, c'est-à-dire vers la surface triturante.

135. Cette dent a **trois lobes**, séparés par **trois sillons.** Les sillons mésial (*a*) et distal (*b*) vont du bord mésial au bord distal dans une dépression profonde, et séparent le lobe lingual du buccal. Leur jonction a lieu dans la fossette centrale, et c'est de là que part le sillon buccal (*c*) pour aller jusqu'à la surface buccale en passant par-dessus la crête marginale buccale. Ce sillon n'est généralement pas dans une dépression, comme les précédents, ou bien la dépression est fort superficielle.

136. La **crête marginale buccale** représente un bord tranchant élevé qui s'étend de l'angle mésio-buccal au disto-buccal, où

il rejoint la crête marginale distale, et forme alors un petit tubercule disto-buccal (*e*). Sur les dents non usées, le sillon buccal détermine une dépression marquée, mais légère, à l'endroit où il traverse la crête, qui se trouve ainsi divisée en deux tubercules, le mésial étant le plus gros et le plus pointu. Cette division s'efface généralement de très bonne heure par l'usure, de telle sorte que la crête présente un bord arrondi presque droit.

137. Le **tubercule lingual** (*f*) a la forme d'un bord en croissant élevé à convexité regardant le côté lingual, et qui va de la terminaison mésiale du sillon mésial (*a*) à la terminaison distale du sillon distal (*b*). Les talus central et lingual de ce tubercule ont presque la même inclinaison, tandis que le talus buccal est moins abrupt. Les crêtes marginales mésiale et distale ne sont guère indiquées que par un très léger épaississement de l'émail et sont traversées par les sillonss mésial et distal.

138. La surface buccale (fig. 102) est remarquable par sa **crête gingivo-buccale** (*a*), qui se détache de la ligne gingivale en une forte saillie de un à trois millimètres, et s'étend de l'angle mésio-buccal au disto-buccal. Au premier de ces angles, il se termine brusquement en une proéminence marquée et diminue graduellement à mesure qu'il avance vers l'angle disto-buccal.

139. Du sommet de la crête bucco-gingivale au sommet de la crête marginale buccale la surface est presque plane, sauf la légère dépression du sillon buccal. Dans bon nombre de cas, il y a une légère concavité, dans le sens mésio-distal, le long du bord d'occlusion de la crête bucco-gingivale, et une forte crête part de la pointe du tubercule mésio-buccal pour aller à la proéminence mésio-buccale de la crête gingivale.

140. Les **surfaces mésiale** et **distale** sont des plus régulièrement planes. La surface linguale est convexe. Le collet présente la constriction caractéristique commune aux dents caduques.

PREMIÈRE MOLAIRE INFÉRIEURE CADUQUE

141. La **surface d'occlusion** de la première molaire inférieure caduque (fig. 106), vue suivant l'axe longitudinal de la dent, offre le contour d'un parallélogramme, modifié par l'arrondissement de ses

angles et le plus ou moins de convexité de ses lignes. Dans bien des cas, la portion distale de l'organe est plus large que la mésiale, ce qui donne à la dent un contour ovoïde. Il y a deux **fossettes.** La principale occupe près des trois quarts de la portion distale de la surface, tandis que la fossette mésiale, plus petite, occupe la portion mésiale immédiate.

142. La dent a **quatre lobes** de forme irrégulière, séparés par quatre sillons, partant tous de la fossette principale. Le **sillon mésial** (*a*, *a*) va du creux central au côté mésial, en traversant la crête transversale dans la fossette mésiale, où il se défléchit du côté lingual pour passer sur la crête marginale près de l'angle mésio-lingual. Ce sillon varie considérablement dans son cours sur les différents échantillons. Dans la fossette principale, il incline d'ordinaire vers le côté buccal, puis vers le lingual, mais le plus souvent il fais un angle à l'origine du sillon buccal. Le **sillon buccal** (*b*) se détache du premier, à quelque distance de la fossette mésial, et traverse la crête buccale pour arriver jusqu'à la face du même nom en une dépression légère, divisant ainsi la crête marginale buccale en deux tubercules, mésio et disto-buccal. Sa position détermine le volume relatif des lobes buccaux. Le **sillon lingual** (*c*), né du creux central, traverse la crête marginale linguale pour atteindre la surface linguale et il s'approfondit sur le talus central de la crête. Le **sillon distal** (*d*), part aussi du creux central et traverse la crête marginale distale à peu près à son milieu, pour arriver jusqu'à la surface distale. Il est souvent défléchi vers le côté buccal, dans la première partie de son trajet, par la pointe de la crête triangulaire disto-linguale.

143. Cette dent a **quatre tubercules** correspondant aux quatre lobes. Le lobe mésio-buccal (*a*) est très irrégulier dans son contour. Il forme toute la crête marginale mésiale et du tiers aux trois quarts des talus de la fossette mésiale. La **crête marginale mésiale** est ordinairement élevée sur les dents jeunes, non usées. Elle représente une courbe, et à partir de l'angle mésio-buccal elle devient la crête marginale buccale et monte au côté distal pour former la pointe du tubercule mésio-buccal (*a*), d'où elle va en mourant au sillon buccal. Une **crête triangulaire** proéminente descend de ce tubercule mésio-lingual (*g*) pour former la **crête transversale,** séparant ainsi la fossette mésiale de la fossette principale.

Exceptionnellement, un sillon profond sépare ces crêtes triangulaires et unit les fossettes. Du sillon buccal, la crête marginale buccale va presque directement à l'angle disto-buccal où elle rejoint la crête marginale distale. Dans la portion centrale elle s'élève légèrement pour former le tubercule disto-buccal, peu saillant (*f*). La crête triangulaire partant de ce tubercule est ordinairement peu élevée, ou fait défaut.

144. La **crête marginale linguale** (*g*, *h*) s'élève brusquement du sillon mésial au sommet du tubercule mésio-lingual (*g*), puis va en mourant au sillon lingual. Sur la plupart des spécimens jeunes, le tubercule mésio-lingual est aigu et sa pointe est portée, par le talus lingual, vers la ligne centrale de la dent, de façon à se trouver en contraste prononcé avec la forme générale des tubercules linguaux des molaires inférieures. De son sommet descend une **crête triangulaire** pour rejoindre celle qui vient du tubercule mésio-buccal en formant la crête transversale. Du sillon lingual, la crête marginale linguale s'élève à la pointe du tubercule disto-lingual (*h*), puis elle va en mourant et en courbe pour former la crête marginale distale. Ce tubercule est généralement peu élevé, mais il varie beaucoup sur ces dents. Quelquefois, il y a une crête triangulaire aiguë descendant dans la fossette centrale, mais plus généralement cette crête est peu prononcée.

145. La **crête marginale distale** est d'ordinaire rendue proéminente par la profondeur de la fossette principale. Elle est traversée près de son centre par le sillon distal.

146. La **fossette principale** est généralement profonde et bien arrondie. Les crêtes triangulaires distales, les seules qui descendent dans cette fossette, ne sont pas d'ordinaire proéminentes, mais parfois elles le sont assez pour rendre la fossette très anguleuse. J'ai vu beaucoup de cas où l'émail de cette dépression étant très imparfait, le fond de la fossette était large et rugueux.

147. **La fossette mésiale** (*i*) est ordinairement vive et profonde, avec des parois lisses et une dépression centrale qui est le siège fréquent de carie.

148. La **surface buccale** de la première molaire inférieure caduque (fig. 104) est remarquable par la saillie de sa **crête bucco-gingivale** (*a*), qui s'étend de l'angle mésio-buccal à l'angle disto-buccal et proémine fortement au-dessus de la jonction de la

couronne avec la racine. Dans le sens mésio-distal, cette crête s'étend en pente vers la surface triturante, rendant la couronne plus longue à l'angle mésio-buccal qu'à l'angle disto-buccal. De cette crête, la surface continue la pente plus rapidement dans la partie mésiale que dans la distale. Du tubercule mésio-buccal, une forte crête d'émail gagne la portion la plus saillante de la crête bucco-gingivale près de l'angle mésio-buccal. Cette surface est d'ailleurs à peu près plane. La **surface linguale** est d'ordinaire bien arrondie, mais est interrompue, vers la surface d'occlusion, par la proéminence du tubercule mésio-lingual et le prolongement du sillon lingual.

149. Les **surfaces mésiale** et **distale** sont légèrement arrondies. Les angles disto-buccal et disto-lingual sont très inégaux. La surface mésiale s'étend en talus prononcé vers la face linguale, de sorte que cette dernière est bien moins grande que la buccale. L'angle mésio-buccal est aigu et saillant, tandis que le mésio-lingual est arrondi et très obtus.

150. La **racine** de cette molaire se bifurque en deux divisions, qui s'écartent beaucoup l'une de l'autre. Celles-ci sont minces dans le sens mésio-distal, et légèrement sillonnées ; elles sont larges dans la direction bucco-linguale. Elles s'effilent régulièrement en un apex large et aplati, parfois bifurqué à une faible distance de l'extrémité.

151. Les racines des dents caduques sont semblables par le nombre et les caractères généraux à celles de la série permanente, sauf que dans les molaires elles sont plus divergentes. Cette divergence a pour but de loger les couronnes des bicuspides permanentes qui se développent entre les racines des molaires caduques. Celles de la mâchoire inférieure sont minces dans le sens mésio-distal, larges dans la direction bucco-linguale, et sillonnées le long de leurs côtés aplatis. Les racines mésiale et distale des molaires caduques supérieures sont aussi minces, sillonnées et fort divergentes. La racine linguale incline fortement du côté lingual, formant un large espace entre les trois pour les couronnes des bicuspides supérieures. Assez souvent les racines distale et linguale sont réunies dans la majeure partie de leur longueur par des connexions larges et minces.

CAVITÉ PULPAIRE

152. **Toute dent** présente, au centre de la couronne, une cavité d'où partent un ou plusieurs canaux qui s'étendent suivant l'axe longitudinal de la racine ou des racines, jusqu'à l'apex. Cette cavité renferme un tissu composé d'éléments cellulaires enfouis dans une matrice, demi-gélatineuse, remplissant toutes les parties de l'espace, et qui est richement fourni de vaisseaux sanguins et de nerfs. C'est ce tissu qui constitue la *pulpe de la dent* (1).

153. La **cavité centrale** de la dent se divise d'ordinaire en une portion coronaire, et une portion radiculaire. Ces parties se désignent vulgairement sous les noms de *chambre pulpaire* (cavité coronaire) et de *canal* ou *canaux radiculaires*. La chambre pulpaire est relativement grande, et les canaux radiculaires sont petits, s'effilant de la cavité de la pulpe jusqu'à un petit orifice situé à l'apex de la racine et désigné sous le nom de *trou apical*. Dans les dents à tubercules proéminents, comme les bicuspides et les molaires, il existe un prolongement de la pulpe vers la pointe de chaque tubercule. C'est là ce qu'on appelle les *cornes* de la pulpe, et les prolongements de la cavité se nomment les cornes de la chambre pulpaire.

154. Les **dimensions** de la chambre pulpaire et des canaux radiculaires varient considérablement dans les diverses espèces de dents et aussi dans les différentes dents de même dénomination. Aux premières périodes formatives des dents, les dimensions sont très grandes et elles diminuent à mesure de la croissance de l'organe jusqu'à son achèvement complet. La diminution procède ensuite très lentement, jusqu'à ce que, dans la vieillesse, il existe souvent une oblitération complète. A la période de formation, c'est-à-dire pendant la croissance de la racine dentaire, le canal radiculaire est large et en entonnoir, l'extrémité ouverte de l'entonnoir se dirigeant vers l'apex (fig. 72). A mesure que le développement a lieu et que la racine approche de son achèvement, ce canal diminue rapidement jusqu'à la formation complète de la racine, où il se trouve

(1) Comme la forme de la cavité pulpaire donne la forme exacte de la pulpe, nous nous abstiendrons de décrire cette dernière. Notre but est d'éviter toute description histologique dans cet ouvrage.

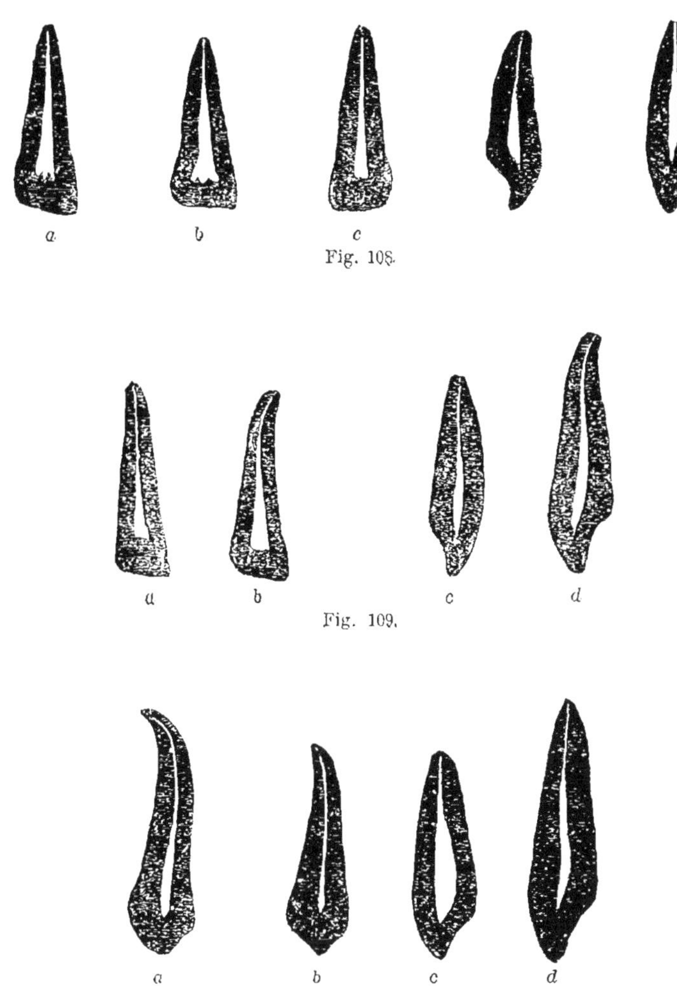

Fig. 108.

Fig. 109.

Fig. 110.

FIG. 108* (Par. 160).—CAVITÉ PULPAIRE DE L'INCISIVE CENTRALE SUPÉRIEURE. *a*, *b*, Coupes mésio-distales de dents jeunes, montrant les trois courtes cornes de la pulpe ; *c*, coupe mésio-distale d'une dent d'adulte ; *d*, *e*, coupes labio-linguales.

FIG. 109* (Par. 160).—CAVITÉ PULPAIRE DE L'INCISIVE LATÉRALE SUPÉRIEURE. *a*, *b*, Coupes mésio-distales ; *c*, coupe labio-linguale ; *d*, coupe labio-linguale d'une incisive latérale très-longue.

FIG. 110* (Par. 163).—CAVITÉ PULPAIRE DES CANINES SUPÉRIEURES. *a*, *b*, Coupes mésio-distales ; *c*, *d*, coupes labio-linguales.

---

* Illustrations, dimension réelle.

Avec la permission de The Wilmington Dental Mfg. Co.

réduit à un petit pertuis. Celui-ci continue cependant de diminuer lentement. Ainsi donc, les dimensions de la chambre pulpaire des canaux radiculaires et de l'orifice apical, sont plus grandes dans la jeunesse que dans la vieillesse. Toutefois, une fois l'âge adulte arrivé, la diminution de capacité est d'ordinaire peu considérable. Pendant ce temps, les cornes de la chambre pulpaire se raccourcissent, par suite du même processus formatif de dentine à leur surface que celui qui a lieu en tous les points de la chambre pulpaire et du canal radiculaire. Ainsi donc, les cornes de la pulpe se rétrécissent, ou deviennent plus courtes, à mesure que l'âge avance. En fait, l'ensemble de la pulpe devient très lentement plus petit.

155. **Certains processus** peuvent, quand ils existent, contribuer à hâter la diminution de grandeur de la chambre pulpaire ; nous citerons spécialement l'abrasion des dents, fait pathologique qui semble dépendre largement du caractère de l'occlusion. — Quand celle-ci est telle qu'elle entraîne beaucoup de frottement ou de glissement des dents entre elles, l'usure de celles-ci est rapide, et elle paraît déterminer sur les parois de la cavité pulpaire, un dépôt de dentine qui en réduit les dimensions ; ce phénomène amène en particulier le retrait des cornes de la pulpe. De cette façon, la mise à nu de la pulpe, par l'usure de la dentine, se trouve différée ou empêchée. Dans bien des cas, la chambre pulpaire est presque oblitérée chez les molaires et les bicuspides et ne va plus jusqu'à la ligne gingivale chez les incisives et les canines. La carie ou l'érosion à marche lente provoque souvent la production de dépôts semblables.

156. Chez les **incisives et les canines**, il n'y a pas de démarcation bien nette entre la chambre pulpaire et le canal radiculaire. Celui-ci s'effile graduellement depuis le plus large diamètre de la portion coronaire jusqu'au petit orifice qui se trouve à l'apex de la racine. Dans les dents à racines multiples, la transition de la chambre pulpaire au canal radiculaire est ordinairement plus brusque, la première étant très grande comparativement à l'extrémité pulpaire du dernier. En réalité la forme générale de la pulpe est en diminutif celle de la surface de la dent, celle-là étant seulement plus grêle dans tous les sens.

157. Notre étude a porté jusqu'ici sur les surfaces extérieures des dents. Les cavités pulpaires étant internes, il y a nécessité, pour les étudier, de les exposer à la vue au moyen de dissections. Le

dentiste a souvent besoin de pénétrer dans la chambre pulpaire des dents de ses clients, et d'y exécuter des opérations délicates, avec une précision qui exige la connaissance la plus exacte de ces cavités. Ce travail d'examen et de dissection des chambres pulpaires doit donc être parfait, si l'on veut devenir un bon opérateur. Nous le décrirons à propos de chaque espèce de dents que nous allons étudier.

CHAMBRES PULPAIRES DES INCISIVES SUPÉRIEURES

158. Les chambres pulpaires et les canaux radiculaires de l'incisive centrale et des incisives latérales supérieures sont tellement semblables qu'une seule description suffira.

Dissections. — 1° Scier la dent, à la face labiale, en suivant la ligne gingivale et perpendiculairement à l'axe longitudinal ;

2° Scier la dent de la face labiale à la face linguale en passant par le centre de l'organe et d'un bout à l'autre de l'axe longitudinal.

3° Même coupe dans le sens mésio-distal.

159. Si l'on ne dispose pas d'une scie très fine et solidement montée, il vaut mieux commencer par couper la dent d'un côté de la ligne centrale et mettre ensuite à nu la totalité de la chambre pulpaire en usant l'organe sur une meule ; on peut encore maintenir l'organe dans un étau et en réséquer la moitié avec la lime ou un disque d'émeri. Quand on a exposé la chambre pulpaire de façon que la moitié de sa concavité reste dans la moitié de la dent, et que l'on a bien aplani la surface, il faut l'encrer avec un tampon d'imprimerie pour en prendre une empreinte. Celle-ci donnera la forme de la dent et de la cavité pulpaire en silhouettes semblables à celles figurées sur les planches ci-contre. L'opération est facilitée par l'adhérence de l'organe à reproduire à un fragment de cire dure à cacheter ou de composition à modeler ordinaire. L'impression réussit généralement mieux en étendant du papier à écrire sur une feuille de caoutchouc demi-mou, d'environ trois millimètres d'épaisseur. Cette précaution est surtout utile quand la surface à reproduire ne peut être parfaitement plane, comme il arrive avec les racines recourbées.

160. Chez les **incisives centrales et latérales supérieures** (fig. 108 et 109), il n'y a pas de séparation distincte entre la chambre

pulpaire et le canal radiculaire; mais il existe un simple canal rectiligne, allant de l'intérieur du corps de la couronne jusqu'à l'apex de la racine, et dont la portion coronaire est la plus grande. Dans les dents jeunes, ce canal a très nettement la forme de la surface de l'organe (couronne et racine), tout en étant beaucoup plus grêle.

Le diamètre le plus considérable de la cavité répond à peu près au niveau de la ligne gingivale sur la face labiale. A partir de ce point, la chambre ou le canal pulpaire s'étend vers le bord tranchant de la dent, suivant environ les 2/3 de la couronne, quelquefois un peu plus, souvent moins, et se termine par un bord mince, large dans le sens mésio-distal. Dans les dents jeunes, ce bord présente trois cornes courtes (fig. 108, **a. b.**) ou prolongements, s'étendant vers les trois petits tubercules qui existent sur le bord tranchant des incisives non usées (21).

161. A partir du niveau de la ligne gingivale, le canal s'effile très graduellement et régulièrement jusqu'à l'apex de la racine. Dans l'intérieur de l'apex, presque à l'extrémité, il se fait d'ordinaire une brusque contraction du diamètre du canal, qui le réduit depuis 1/3 jusqu'à la moitié. C'est là ce qui constitue l'**orifice apical**; mais cette contraction du canal ne se produit habituellement qu'un an ou deux, quelquefois davantage, après l'apparition de l'organe dans l'arcade dentaire (voir parag. 154).

162. Le canal se rétrécit depuis le jeune âge jusqu'à la vieillesse. Au moment où les incisives viennent de se placer dans l'arcade, le diamètre du canal à la ligne gingivale mesure, d'après mes expériences, du 1/4 au 1/3 de celui du collet de la dent. A l'âge adulte, il est environ le 1/4 du diamètre du collet de l'organe, pour se réduire, à mesure que l'âge avance, au 5ᵉ, au 6ᵉ et même au 7ᵉ. Dans l'incisive latérale, la chambre et le canal sont un peu plus petits que chez la centrale, mais plus grands proportionnellement au volume de la dent.

CANINE SUPÉRIEURE

163. La chambre pulpaire et le canal radiculaire de la **canine supérieure** (fig. 110) ont à peu près la même forme que ceux des incisives centrales et latérales, avec cette différence que l'extrémité

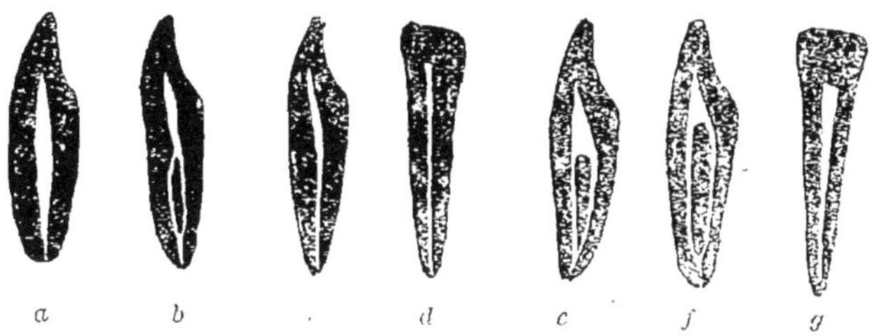

Fig. 111.

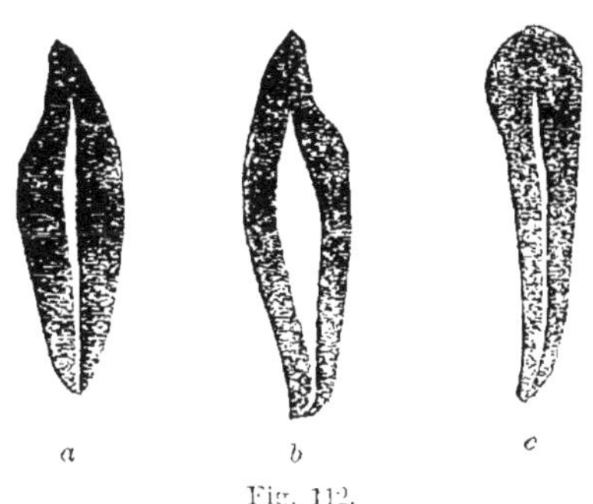

Fig. 112.

Fig. 111* (Par. 161).—Cavité pulpaire des incisives centrales et latérales inférieures. *a*, *b*, *c*, Coupes labio-linguales, montrant des différences de forme de la cavité pulpaire ; *d*, coupe mésio-distale ; *e*, *f*, coupes labio-linguales, montrant les formes les plus ordinaires de la cavité pulpaire ; *g*, coupe mésio-distale, montrant une grande cavité pulpaire.

Fig. 112* (Par. 165).—Cavité pulpaire des canines inférieures. *a*, Section labio-lingual, montrant une petite cavité pulpaire ; *b*, section labio-linguale, montrant une très-grande cavité pulpaire ; *c*, coupe mésio-distale.

* Illustrations, dimension réelle.
Avec la permission de The Wilmington Dental Mfg. Co.

coronaire a sa corne centrale beaucoup plus étendue vers la pointe du tubercule de la dent et ne présente point de cornes latérales visibles. Le canal est relativement un peu plus petit. Cette dent est souvent quelque peu aplatie au collet, son grand diamètre se trouvant dans le sens labio-lingual. Dans ce cas, le canal pulpaire au collet, et de là vers l'apex de la racine, est aussi fort aplati dans la même direction, mais s'arrondit progressivement à mesure qu'il approche de l'apex. Dans quelques exemples, le diamètre labio-lingual du canal est le double du mésio-distal. Avec les progrès de l'âge, le canal se retrécit et l'orifice se réduit parfois à une simple fente.

CHAMBRE PULPAIRE DES INCISIVES INFÉRIEURES

164. (Fig. 111). La **portion coronaire** de la chambre pulpaire des **incisives inférieures** est très aplatie au niveau de la ligne gingivale; son grand diamètre est labio-lingual. La chambre s'étend vers le bord tranchant de la dent, environ dans les 2/3 de la longueur de la couronne, et, dans cette extension, son diamètre diminue progressivement dans le sens labio-lingual et augmente dans la direction mésio-distale, en suivant le contour de la surface de la dent, pour se terminer en un bord mince. Celui-ci, sur les dents jeunes, projette trois courts prolongements vers les petits tubercules qu'offre le bord tranchant des incisives non usées. La **portion radiculaire** représente une sorte de fente étroite dans la majeure partie de sa longueur (**d. g.**) répondant à la forme aplatie des racines. Dans bon nombre de cas, cependant, le canal radiculaire se divise en deux dans une partie de son trajet (**e. f.**). Chez l'adulte, ces divisions sont ordinairement très petites. Le point de séparation en deux canaux est irrégulier, mais il se trouve généralement au-dessous de la ligne gingivale. Il peut être au niveau de cette ligne, ou bien le canal peut rester unique dans la moitié de la longueur de la racine et se diviser alors en deux canaux qui se réunissent de nouveau avant d'atteindre l'apex. Généralement il n'y a qu'un orifice apical. On voit pourtant des cas où il y en a deux, chaque canal restant distinct jusqu'à l'extrémité. A mesure que l'âge avance, les canaux des incisives inférieures deviennent souvent très petits.

CHAMBRE PULPAIRE DE LA CANINE INFÉRIEURE

165. La chambre pulpaire et le canal radiculaire de la **canine inférieure** (fig. 112) sont de forme et de grandeur variables ; au collet de la dent, la chambre est d'ordinaire irrégulièrement aplatie, son grand diamètre étant labio-lingual, avec la portion labiale plus large que la linguale. La **portion coronaire** s'étend environ dans les 2/3 de la longueur de la couronne vers la pointe du tubercule, en se terminant par une corne qui est souvent très grêle. La forme de la **partie radiculaire** du canal dépend de la forme de la racine. Elle est quelquefois presque cylindrique, mais plus fréquemment elle est nettement aplatie dans la plus grande portion de la longueur, pour devenir plus arrondie vers l'apex. Parfois ce canal se divise dans une certaine étendue de la racine ; celle-ci se divise de même quelquefois, une très petite subdivision apparaissant sur son côté lingual. Cette petite racine contient d'ordinaire un canal assez fin pour qu'il soit assez difficile d'y faire entrer une broche. Certaines canines inférieures ont un canal très petit (**a.**), d'autres l'ont très grand (**b.**). Dans quelques cas j'en ai vu dont le diamètre excédait plus du tiers du diamètre de la racine chez l'adulte. Le calibre du canal dépasse alors l'épaisseur des parois de dentine et de cément qui l'enveloppent. Cette circonstance expose fort à dénuder la pulpe pendant l'excavation des cavités de carie.

CHAMBRES PULPAIRES DES BICUSPIDES

166. *Dissections.* — 1° Avec une fine scie, séparez la couronne de la racine en suivant la ligne gingivale ;

2° Avec une fine scie, divisez la dent suivant sa longueur dans le sens bucco-lingual, ou enlevez-en la moitié distale à l'aide de la lime ou de la meule. Ces deux dissections suffiront d'ordinaire pour montrer la chambre pulpaire et les canaux radiculaires, bien que sur les dents à simple racine avec deux canaux, il vaille mieux diviser la racine en travers au milieu de sa longueur ou en plusieurs points.

CHAMBRE PULPAIRE DE LA PREMIÈRE BICUSPIDE SUPÉRIEURE

167. La cavité pulpaire et les canaux radiculaires de cette dent diffèrent de ceux des incisives et des canines, en ce que la **chambre coronaire** se distingue nettement des **canaux radiculaires** (fig. 113, *d*, *e*). La chambre est située centralement selon le grand axe de la couronne de l'organe, les parois latérales étant à peu près d'égale épaisseur. Le centre de la cavité répond environ au niveau de la ligne gingivale, ou est un peu plus près de la surface d'occlusion. Les parois de cette dernière sont plus épaisses que les latérales, variant en épaisseur des deux tiers au tiers de la couronne de la dent. La forme de la pulpe correspond exactement à celle de la dent. Une **corne** s'étend de la portion coronaire vers le sommet de chaque tubercule. La **corne buccale** naît de la partie buccale extrême de la pulpe, tandis que la **corne linguale** part de la portion linguale extrême. Quelquefois, surtout dans les dents à cuspides allongés, elles sont très longues et grêles, s'étendant loin vers les pointes des tubercules, et dans des cas rares, presque, sinon tout à fait, jusqu'à l'émail. A mesure que l'âge avance, elles se raccourcissent pour disparaître à peu près dans la vieillesse. Chez les dents à collet épais, et à courts tubercules, les cornes de la chambre pulpaire sont courtes et la paroi d'occlusion est ordinairement fort épaisse.

167 *bis*. Les **canaux radiculaires** des premières bicuspides supérieures à deux racines vont de la chambre pulpaire à l'apex, en suivant le centre de chaque racine et se distinguant en buccal et lingual (*e*). Le **c nal buccal** part du côté buccal extrême de la chambre pulpaire, et le **canal lingual** du côté lingual extrême, en suivant un trajet presque parallèle aux parois de ces deux parties de la cavité pulpaire. Le plancher de la chambre est excavé d'un canal à l'autre. Chaque canal commence en forme d'entonnoir pour se rétrécir ensuite et s'effiler graduellement jusqu'à l'orifice apical. Bon nombre des premières bicuspides supérieures n'ont qu'une seule racine, mais offrent généralement deux canaux radiculaires presque exactement semblables à ceux des dents pourvues de deux racines. Parfois, cependant, ceux-ci se fusionnent pour aboutir à un orifice unique, ou bien ils peuvent communiquer entre eux dans quelque partie de leur trajet (*d*). Plus rarement, la première bicus-

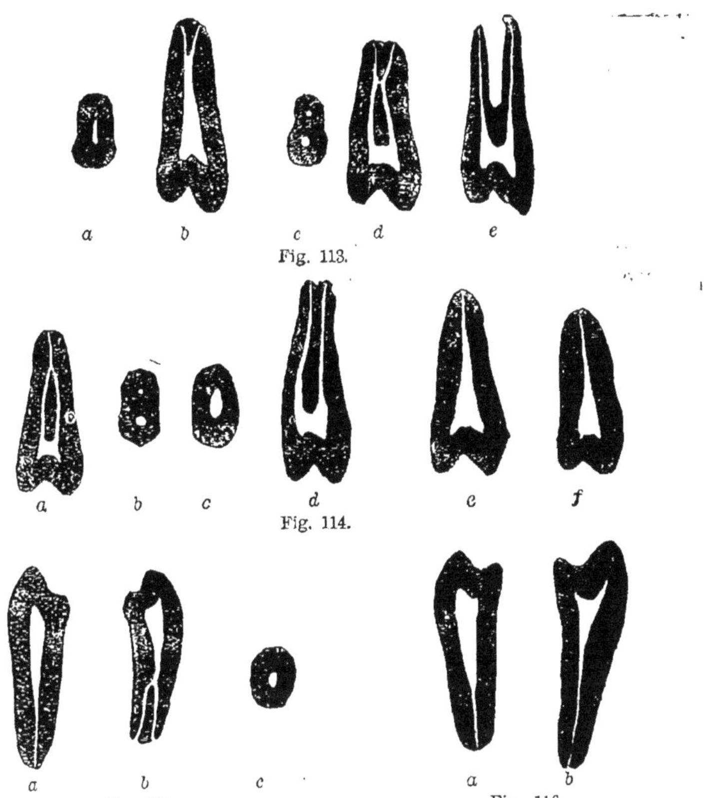

Fig. 113.

Fig. 114.

Fig. 115.

Fig. 116.

FIG. 113* (Par. 167).—CAVITÉ PULPAIRE ET CANAUX RADICULAIRES DES PREMIÈRES BICUSPIDES SUPÉRIEURES. *b*, Coupe bucco-linguale d'une dent à simple racine, avec un canal unique se bifurquant près du sommet de la racine ; *a*, coupe transversale de la même, à mi-longueur de la racine ; *d*, coupe bucco-linguale d'une dent à simple racine et deux canaux, qui communiquent en un point ; *c*, coupe transversale de la même, à peu de distance de la cavité pulpaire ; *e*, coupe bucco-linguale d'une dent à double racine, montraut la forme la plus ordinaires des cavités et des canaux pulpaires.

FIG. 114* (Par. 168).—CAVITÉ PULPAIRE ET CANAUX RADICULAIRES DE LA SECONDE BICUSPIDE SUPÉRIEURE. *a*, Coupe bucco-linguale, montrant la cavité, avec une longue corne effilée, et deux canaux qui se réunissent vers le tiers supérieur de la racine ; *b*, section transversale d'une racine à deux canaux ; *c*, coupe transversale d'une racine à large canal unique ; *d*, coupe bucco-linguale d'une simple racine à deux canaux ; *e*, *f*, coupes bucco-linguales, montrant la forme la plus ordinaire de la cavité pulpaire et du canal radiculaire de cette dent.

FIG. 115* (Par. 169).—CAVITÉ PULPAIRE ET CANAUX RADICULAIRES DE LA PREMIÈRE BICUSPIDE INFÉRIEURE. *a*, Coupe bucco-linguale, montrant la forme la plus ordinaire ; *b*, coupe bucco-linguale, montrant une division particulière et fort insolite du canal radiculaire ; *c*, coupe transversale dans le corps de la racine.

FIG. 116* (Par. 169).—CAVITÉ PULPAIRE ET CANAL RADICULAIRE DE LA SECONDE BICUSPIDE INFÉRIEURE. *a*, *b*, Coupes bucco-linguales, montrant les formes les plus ordinaires de la cavité et du canal chez cette dent.

* Illustrations, dimension réelle.

Avec la permission de The Wilmington Dental Mfg. Co.

pide du haut présente un canal aplati dans le sens bucco-lingual et parcourant toute la longueur d'une racine unique. Quelquefois, celui-ci se divise près de l'apex (*b*).

CHAMBRE PULPAIRE DE LA DEUXIÈME BICUSPIDE SUPÉRIEURE

168. La **chambre pulpaire** de la deuxième bicuspide supérieure (fig. 114) est semblable à celle de la première (voir 167), mais les cornes de la pulpe sont généralement plus courtes. Cette dent n'a d'ordinaire qu'un seul canal radiculaire (*e*, *f*). Celui-ci, d'abord large, dans le sens bucco-lingual, s'effile peu à peu du côté de l'apex pour se terminer par un orifice étroit. Souvent, le canal commence par être assez grand pour que la chambre ne se distingue que peu ou point de la cavité radiculaire. — Il n'est pourtant pas rare de trouver deux canaux dans une racine unique *d*) ; ils ressemblent alors à ceux de la première bicuspide ; mais, quelquefois, les deux canaux se terminent par un orifice apical commun (*a*).

CHAMBRES PULPAIRES DES BICUSPIDES INFÉRIEURES

169. Les **chambres pulpaires** des bicuspides inférieures (fig. 115 et 116) offrent rarement une démarcation marquée entre elles et les canaux radiculaires. Il y a cependant, d'ordinaire, une portion coronaire renflée qui s'unit avec le canal pulpaire proprement dit par une constriction allongée en entonnoir (*a*, *b*). Dans la **première bicuspide inférieure**, l'extrémité coronaire se termine par une corne, qui s'étend sur la pointe du tubercule buccal. Cette corne est tantôt courte et obtuse, tantôt longue et aiguë. Du côté du tubercule lingual, on observe généralement une saillie prononcée, mais non une corne étendue : c'est plutôt un allongement du bulbe dans cette direction. Dans la **deuxième bicuspide**, cette saillie est plus considérable et elle se prolonge parfois en une pointe grêle, surtout chez les dents jeunes (fig. 116, *b*).

Dans les deuxièmes bicuspides inférieures à trois tubercules (parag. 62, fig. 49), il y a du côté lingual deux de ces saillies, l'une mésiale, l'autre distale. Elles sont généralement courtes, mais elles se rapprochent cependant plus de la surface dentaire que les autres cornes de la pulpe et sont, par conséquent, plus exposées à être mises à nu dans la préparation des cavités proximales.

170. Les **canaux radiculaires** des bicuspides inférieures sont ordinairement larges dans la première moitié de leur longueur et vont en s'effilant jusqu'à l'orifice apical. Le canal de la première bicuspide inférieure est le plus souvent presque cylindrique et celui de la deuxième est fort aplati ; mais tous deux sont généralement rectilignes. Les bifurcations de ces canaux sont rares, mais existent parfois. La figure 115, *b*, en montre une qu'il serait difficile de découvrir avec une broche.

CHAMBRES PULPAIRES DES MOLAIRES SUPÉRIEURES

171. *Dissections.* — 1° Avec une fine scie, séparer la couronne de la racine au niveau de la ligne gingivale ;

2° Emporter à la lime ou avec un disque de corindon la surface mésiale de la couronne et la surface mésiale des racines mésiale et linguale, jusqu'à ce que les canaux de chaque racine soient complètement mis à découvert. Comme la racine mésiale est généralement recourbée, il faut quelque soin pour mettre à nu toute la longueur du canal sans trop empiéter sur la partie centrale. Après avoir rendu lisse la surface recourbée, on parvient à en obtenir de bonnes empreintes en plaçant une feuille de caoutchouc demi-mou sous le papier et en ayant soin, tout en pressant, de faire rouler la dent de manière à mettre en contact avec le papier la surface courbe dans toute son étendue ;

3° Réséquer la surface buccale de façon à mettre à nu la chambre pulpaire et les canaux des deux racines buccales, en observant les mêmes précautions que pour la seconde dissection.

Dans la première dissection, il faut examiner la couronne aussi bien que la racine. On commence par nettoyer la partie coronaire de la chambre pour en étudier soigneusement les cornes, et voir quelle relation a son contour général avec la surface externe de la dent. Quant aux canaux radiculaires, après les avoir nettoyés avec une broche, on examine attentivement leur grandeur et leur direction ; il faut aussi étudier la position des ouvertures partant de la chambre pulpaire dans leur rapport avec les divers points de la surface de la couronne. Cet examen a une importance spéciale. Enfin, il faut faire plusieurs dissections de chacune des molaires supérieures;

4° User à la meule la portion radiculaire de la première dissection, en prenant des empreintes de temps en temps, jusqu'à ce qu'on ait atteint la bifurcation des racines.

172. La **chambre pulpaire** des molaires supérieures est très distincte des canaux radiculaires, ceux-ci abandonnant souvent la première par de très petites ouvertures (fig. 117). Le diamètre moyen de la chambre est à peu près égal à l'épaisseur des parois latérales de cette cavité, tantôt plus, tantôt moins. Le paroi de la surface d'occlusion est d'ordinaire beaucoup plus épaisse. La forme de la chambre pulpaire est généralement semblable à celle de la couronne de l'organe; mais les **cornes**, chez la dent jeune, sont souvent très grêles comparativement aux tubercules et s'avancent loin du côté de l'émail. Leur longueur diminue avec l'âge. Chez les dents fort aplaties dans le sens mésio-distal, comme le sont souvent les premières molaires supérieures et surtout les secondes, l'égale épaisseur des parois latérales se maintient d'ordinaire assez exactement, de sorte que l'aplatissement de la chambre pulpaire semble hors de proportion avec la forme de la dent.

173. Le plancher de la chambre est arrondi ou arqué au centre et s'incline vers les orifices des canaux. Ceux-ci sont situés dans la position des **angles d'un triangle** (*le triangle molaire*) (fig. 118 et 119), dont la ligne mésiale est la plus longue, la buccale la plus courte et la distale la longueur intermédiaire. Pour la **première molaire supérieure**, le triangle est bien indiqué sur les figures représentant des sections faites sur la racine un peu au-delà du plancher de la chambre pulpaire (*c*). Mais le mieux est de le voir sur le spécimen même; et l'on devra étudier avec soin la position et la direction des canaux, en rapport avec les parois de la chambre pulpaire et avec les points principaux de la surface de la couronne.

174. L'ouverture conduisant à la **racine linguale** (fig. 117, *b*) est la plus simple et la plus directe. Elle commence généralement par un infundibulum inclinant du côté lingual, pour se réduire rapidement aux dimensions d'un canal assez petit et continuer de s'effiler jusqu'à l'orifice apical. Ce canal est généralement droit ou très peu recourbé.

175. L'entrée du **canal mésial** se trouve sous le tubercule mésio-

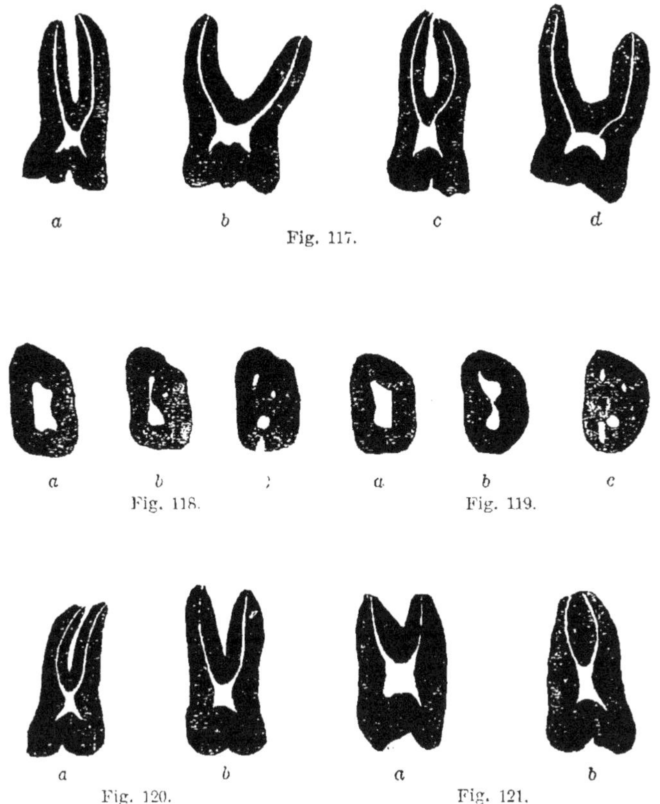

Fig. 117.

Fig. 118. Fig. 119.

Fig. 120. Fig. 121.

Fig. 117* (Par. 172).—Cavité Pulpaire et Canaux Radiculaires de la Première Molaire Supérieure. *a*, *c*, Coupes mésio-distales, montrant la cavité pulpaire et les canaux des racines mésiale et distale ; *b*, coupe bucco-linguale, montrant la cavité pulpaire et les canaux des racines mésiale et linguale ; *d*, coupe bucco-linguale, montrant la chambre et les canaux des racines distale et linguale.

Figs. 118, 119* (Par. 173).—Cavité Pulpaire et Canaux Radiculaires des Premières Molaires Supérieures, coupes transversales. *a*, Passant par le centre de la cavité pulpaire ; *b*, coupe juste au niveau du plancher de la cavité pulpaire ; *c*, coupe un peu au-dessous de la cavité pulpaire, montrant les canaux et la forme du triangle molaire.

Fig. 120* (Per. 177).—Cavité Pulpaire et Canaux Radiculaires de la Seconde Molaire Supérieure. *a*, Coupe mésio-distale, montrant la cavité et les canaux des racines mésiale et distale ; *b*, coupe bucco-linguale, montrant la cavité et les canaux des racines distale et linguale.

Fig. 121* (Par. 178).—Cavité Pulpaire et Canaux Radiculaires de la Troisième Molaire Supérieure. *a*, Coupe bucco-linguale, montrant la cavité pulpaire et les canaux des racines mésiale et linguale ; *b*, coupe mésio-distale d'une dent à simple racine, montrant la form de la cavité pulpaire et des canaux radiculaires mésial et distal.

* Illustrations, dimension réelle.

buccal, tout près de l'angle mésio-buccal de la chambre pulpaire. Souvent ce canal commence par un sillon à l'angle de la chambre (fig. 119, *b*), ce qui fait que c'est là le point le plus mince des parois dentinaires. Chez les dents jeunes, l'ouverture du canal est en forme d'entonnoir aplati qui se contracte bientôt en un canal très fin ; mais chez les adultes, l'infundibulum manque souvent. Dans son trajet, le canal va d'abord du côté bucco-mésial, puis se recourbe vers le distal. Il est d'ordinaire nettement aplati et a souvent un bord mince vers le côté lingual. On éprouve fréquemmet une très grande difficulté à le nettoyer avec une broche. Pour **rencontrer ce canal**, il faut diriger la pointe de la broche dans l'angle mésio-buccal de la chambre pulpaire ; et, tout en le maintenant contre la paroi dans cet angle, on le glisse vers la racine ; il manquera rarement alors de s'insinuer dans le canal.

176. Le **canal distal** commence d'ordinaire brusquement par une ouverture fine (fig. 117, *a*, *c*) située à l'angle disto-buccal de la chambre pulpaire (fig. 118 et 119), de sorte qu'une broche poussée dans cet angle s'y glisse aisément. Mais, dans quelques cas, surtout chez les secondes molaires supérieures, l'ouverture se trouve sur le plancher de la chambre, à une petite distance de l'angle immédiat vers le centre du plancher, et, alors, dans des positions fort difficiles à trouver. Chez les dents très aplaties au collet, l'entrée de ce canal peut être bien près de l'ouverture du canal mésial (fig. 120, *a*), ou voisine de la paroi distale de la chambre, au milieu de la distance qui sépare la paroi linguale de la buccale, ou en tout autre endroit entre ce point et l'angle disto-buccal. Ce lieu d'origine fera varier la première direction du canal. Quand l'entrée se trouve positivement dans l'angle disto-buccal de la chambre, sa direction inclinera un peu du côté distal et la broche s'y insinuera facilement ; si l'entrée est dans le plancher de la chambre, le canal sera quelquefois rectiligne, comme dans le premier cas ; mais le plus souvent il se dirigera d'abord vers le côté disto-buccal, pour se recourber considérablement ensuite. S'il se trouve près du canal mésial, il commence d'ordinaire par aller directement du côté distal, puis se recourbe assez brusquement vers l'apex de la racine. S'il se trouve le long d'une paroi distale lisse ou courbe, sa direction sera généralement vers le côté disto-buccal, et assez rectiligne.

Ce canal est habituellement très fin dès le commencement et à peu près, sinon tout à fait, cylindrique.

177. Tandis que les **canaux** sont semblables dans toutes les molaires du haut, la forme du plancher de la chambre pulpaire présente des différences que l'on peut résumer ainsi : La chambre pulpaire de la seconde molaire supérieure (fig. 120) est ordinairement beaucoup plus aplatie dans le sens mésio-distal qu'elle ne l'est chez la première molaire. Cette condition modifie quelque peu la relation des ouvertures des canaux ; l'angle distal du triangle molaire devient plus obtus, ce qui rapproche l'ouverture du canal distal de la ligne mésiale du triangle, de telle sorte que cette ouverture semble se trouver le long de la paroi distale de la chambre rétrécie. D'autres fois, elle se trouve dans la portion buccale extrême refoulée près de l'entrée du canal mésial.

178. La **position** des ouvertures des canaux dans la troisième molaire supérieure (fig. 121) est à peu près comme dans la première et la seconde, variant de façon à ressembler tantôt à l'une, tantôt à l'autre. Parfois le nombre des canaux est plus grand qu'à l'ordinaire ; d'autres fois il n'y en a qu'un ou deux. Quand il n'y en a qu'un, il est généralement très large. On peut en rencontrer quatre, cinq et jusqu'à sept ou huit.

CHAMBRES PULPAIRES DES MOLAIRES INFÉRIEURES

179. **Dissections.** — 1° Scier la dent suivant la ligne gingivale de manière à séparer la couronne de la racine. Cette coupe passera à travers le corps de la chambre pulpaire, donnant une bonne idée de la paroi supérieure et du plancher, ainsi que de la forme générale de la cavité. Il faut nettoyer les canaux radiculaires et les examiner avec la broche ;

2° Scier la dent transversalement du côté mésial au côté distal, ou bien la limer ou l'user à la meule sur la face buccale, jusqu'à la mise à nu de la chambre pulpaire et des canaux radiculaires. Comme il y a ordinairement deux canaux dans la racine mésiale, une coupe exactement centrale dans le sens mésio-distal ne pourra généralement mettre les canaux à découvert ; aussi vaudra-t-il mieux faire la section un peu obliquement, de façon à exposer le canal soit buccal, soit lingual de la racine mésiale ;

3° User la **face mésiale** de la couronne et de la racine jusqu'à la mise à nu de la cavité pulpaire et de toute la longueur des canaux de la racine mésiale. Comme cette racine est ordinairement recourbée, la préparation exige du soin pour suivre la courbure ;

4° Il faut aussi faire des **coupes transversales** des racines à différentes hauteurs. Nous recommandons de commencer par user la pointe des racines, en prenant des empreintes successives, en continuant l'action de la lime jusqu'à ce qu'on atteigne la chambre pulpaire. On aura ainsi plusieurs coupes de tout l'ensemble des canaux radiculaires. L'étudiant doit faire ces dissections en nombre suffisant pour se familiariser avec chaque genre des molaires inférieures.

180. La **chambre pulpaire** des **molaires inférieures** (fig. 122 à 124) a la même forme générale que la surface de la couronne, tout en étant généralement un peu plus angulaire. La paroi de cette cavité répondant à la face triturante est convexe du côté de la pulpe ; les cornes s'étendent des angles extrêmes vers la pointe de chaque tubercule. Le plancher, à la partie centrale, est convexe dans le sens mésio-distal, et concave dans la direction bucco-linguale. La paroi mésiale de la cavité est plane et plus longue que la distale. Les angles mésio-buccal et mésio-lingual sont vifs et saillants, tandis que les angles distaux sont arrondis (fig. 123, *d*, *g*). Les dimensions de la chambre varient beaucoup. Dans la jeunesse, le diamètre est souvent les 2/5e de celui de la couronne et rarement moins d'un tiers. Il diminue avec l'âge, et, dans la vieillesse, il est souvent très petit et particulièrement où les dents ont subi une abrasion considérable, la chambre pulpaire est presque oblitérée.

181. Les **canaux radiculaires** des molaires inférieures procèdent des portions mésiale et distale de la chambre pulpaire (fig. 122, *a*, *b*). Le **canal mésial**, à son origine, a ordinairement, dans le sens bucco-lingual, environ la même longueur que celle de la chambre pulpaire, en y comprenant ses projections angulaires. Presque tout de suite ou à peu de distance du plancher de la cavité pulpaire, il se subdivise d'ordinaire en deux canalicules très petits qui, après avoir divergé, se rapprochent ensuite l'un de l'autre, mais restent généralement distincts, chacun aboutissant à un orifice apical propre (fig. 122, *c*). Parfois, cependant, ils se réunissent vers le tiers terminal de la racine pour se terminer par un orifice

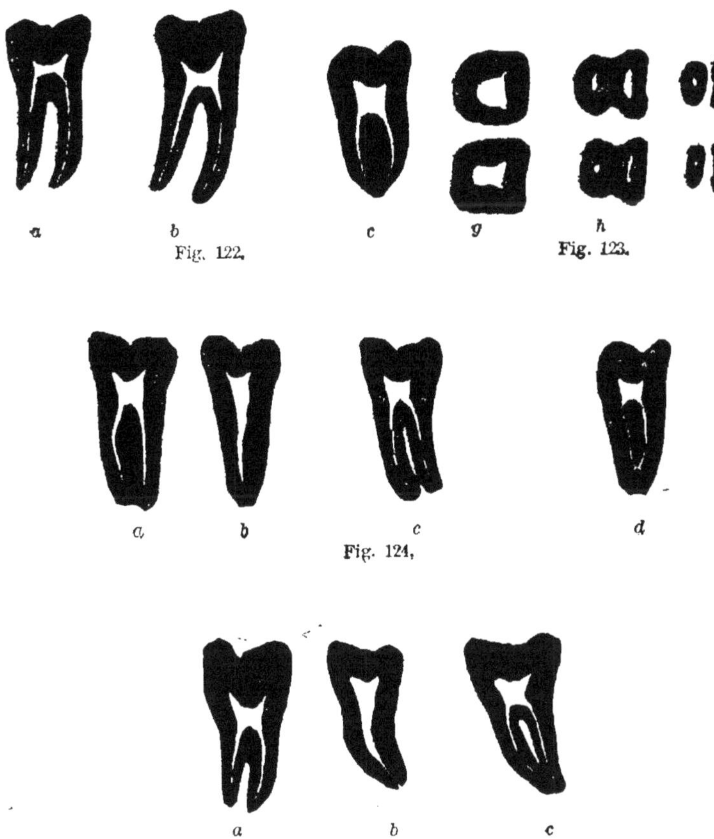

Fig. 122. Fig. 123. Fig. 124, Fig. 125.

Fig. 122* (Par. 180).—Cavité Pulpaire et Canaux Radiculaires de la Première Molaire Inférieure. *a*, *b*, Coupes mésio-distales, montrant la forme de la cavité et des canaux ; *c*, coupe bucco-linguale, montrant les canaux de la racine mésiale.

Fig. 123* (Par. 180).—Coupes Transversales à Travers la Couronne et la Racine de la Première Molaire Inférieure, montrant la cavité et les canaux. *d*, *g*, Coupes à travers la cavité ; *e*, *h*, coupes passant un peu au-dessons de la cavité ; *f*, *i*, coupes près du sommet radiculaire.

Fig. 124* (Par. 180).—Cavité Pulpaire et Canaux Radiculaires de la Seconde Molaire Inférieure. *a*, *c*, Coupes mésio-distales, montrant la form de la cavité et des canaux ; *b*, coupe bucco-linguale de la racine distale et de la couronne ; *d*, coupe bucco-linguale de la racine mésiale et de la couronne, montrant deux canaux communiquant vers le tiers inférieur de la racine. Cette communication n'est pas très-fréquente.

Fig. 125* (Par. 182).—Cavité Pulpaire et Canaux Radiculaires de la Troisième Molaire Inférieure. *a*, *c*, Chez des dents à double racine ; *b*, à simple racine.

* Illustrations, dimens'on réelle.
Avec la permission de The Wilmington Dental Mfg. Co.

commun. Ils peuvent enfin communiquer entre eux vers le sommet radiculaire, tout en conservant leur individualité. Un petit nombre de dents ont ce canal large et aplati (fig. 123, *d, e, f*). Mais d'ordinaire ces canaux sont petits et très difficiles à nettoyer complètement avec la broche, bien que le canal mésio-buccal se trouve aisément le plus souvent, quand la cavité pulpaire est bien ouverte. En plaçant la pointe de la broche dans l'**angle mésio-buccal** de la chambre et en l'enfonçant avec douceur, on le fera généralement glisser dans le canal. Après s'être incliné du côté mésio-buccal, il ira du côté disto-lingual (fig. 122, *c*). Mais ces courbes sont d'ordinaire aisées, sans inflexions brusques. La broche s'insinue facilement dans le canal mésio-lingual, en en mettant la pointe dans l'**angle mésio-lingual** de la chambre pulpaire et poussant l'instrument vers la racine. La première inclinaison va du côté mésial, parfois du côté lingual, pour aller ensuite du côté disto-buccal.

182. Le **canal distal** commence par un orifice en entonnoir, dont la partie centrale de la paroi distale de la chambre pulpaire constitue une portion. Il se dirige un peu du côté distal, pour aller ensuite presque en droite ligne jusqu'à l'apex. D'abord aplati, avec son long diamètre dans le sens bucco-lingual, il s'arrondit peu à peu et s'effile régulièrement jusqu'à l'orifice terminal. Il est généralement beaucoup plus grand que les canaux de la racine mésiale et se nettoie aisément avec la broche. La bouche étant largement ouverte, si l'on tient l'instrument de façon que le manche appuie contre les **incisives centrales supérieures** et que la pointe soit dirigée sur la paroi postérieure de la chambre pulpaire, on le fera glisser facilement dans le canal pour l'amener jusqu'à l'orifice apical. Cette manœuvre spéciale pour pénétrer facilement dans le canal distal est importante et s'applique à toutes les molaires du bas. Parfois la dent de sagesse n'a qu'un seul canal (fig. 125, *b*), qui est alors généralement très grand. Plus rarement, on ne trouve aussi qu'un canal unique dans la seconde molaire inférieure, mais, d'ordinaire, les canaux de la deuxième ou de la troisième molaire inférieure sont semblables à ceux de la première. Les chambres pulpaires sont habituellement plus petites et plus souvent de contour irrégulier. La troisième molaire a parfois une chambre pulpaire de très grandes dimensions.

VARIATIONS DE FORME DES CHAMBRES PULPAIRES

183. On observe des variations de forme assez nombreuses dans les chambres pulpaires et les canaux radiculaires. Les racines des dents peuvent présenter des courbures anormales, que les canaux seront obligés de suivre. Dans bien des cas, on trouve dans la chambre pulpaire des **formations secondaires**, appelées **nodules,** qui peuvent adhérer aux parois, ou obstruer l'orifice des canaux et empêcher la broche d'y pénétrer. On rencontre aussi quelquefois de pareils nodules dans les canaux, qui deviennent plus difficiles à sonder. Dans certains cas la cavité pulpaire est tellement remplie de ces formations secondaires, qu'il semble ne plus y avoir de place pour les tissus de la pulpe. Il faut enlever ces dépôts pour pouvoir atteindre les canaux, après quoi l'on y pénètre généralement avec assez de facilité. On trouvera des dépôts de ce genre dans la chambre pulpaire de n'importe quelle dent, mais c'est surtout chez les molaires qu'ils causent de l'ennui.

184. On rencontre parfois des **ouvertures latérales** allant des canaux à la surface de la racine. J'en ai obturé plus sur les molaires inférieures que sur les autres dents. Généralement, ces diverticules suivent le trajet des canalicules dentinaires et s'ouvrent au côté de la racine. Ils peuvent diverger des deux côtés, puis se recourber vers l'apex de la racine. Souvent on ne parvient à les découvrir que par la dissection, et ils sont d'ailleurs assez rares pour être ignorés dans la pratique.

185. Quelquefois les **cornes de la pulpe** se rapprochent d'une façon insolite de la pointe des tubercules de certaines dents, comme les premières bicuspides supérieures et la première molaire du haut (à son tubercule mésio-buccal). Il y a alors plus de danger de dénuder la pulpe dans la préparation des cavités de carie.

CHAMBRES PULPAIRES DES DENTS CADUQUES

186. Les chambres pulpaires des **dents caduques** sont proportionnellement plus grandes, avec des parois relativement moindres, que celles des dents permanentes correspondantes. Il est par suite plus facile d'atteindre la pulpe quand on résèque du tissu, ou par

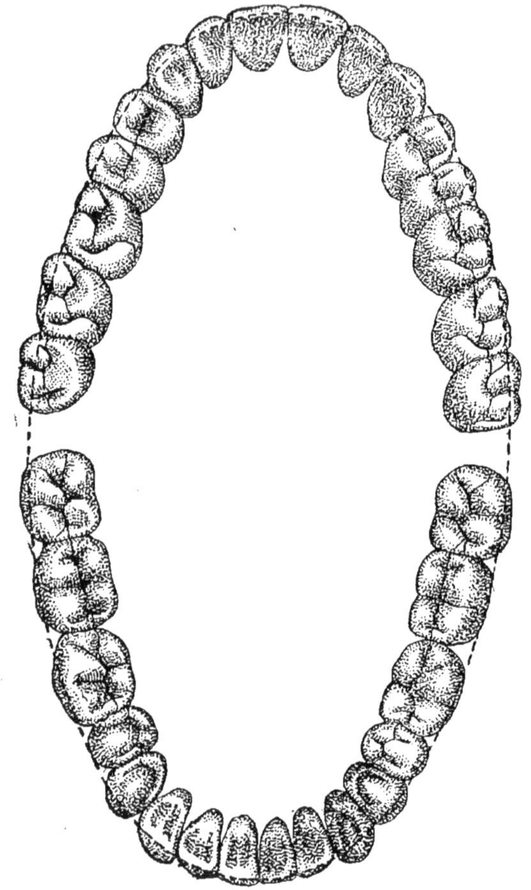

Fig. 126.

Fig. 126 (Par. 187).—Forme Elliptique De l'Arcade. Les couronnes des dents des mâchoires supérieure et inférieure, dessinées d'après les moulages d'une arcade de forme parfaite et, pardessus, une ligne pointée représentant une véritable ellipse pour montrer les dimensions relatives des arcades supérieure et inférieure, et les deviations du type parfait.

Avec la permission de The Wilmington Dental Mfg. Co.

les progrès naturels de la carie. Les canaux radiculaires sont généralement plus grands que chez les dents permanentes de même nom, mais ils ont la même forme générale. Aussi, les mêmes règles pour trouver les canaux radiculaires s'appliquent-elles aux dents de lait, aussi bien qu'aux dents permanentes.

ARRANGEMENT DES DENTS

187. Les **dents supérieures** sont disposées suivant une **demi-ellipse**, dont le grand axe passe entre les incisives centrales (fig. 126 et 127). Dans cette courbe, les canines forment un peu saillie, ce qui donne de la plénitude aux coins de la bouche. La forme de l'arcade présente, chez les différents individus, bon nombre de variations dans les limites de la normale. Parfois les bicuspides et les molaires forment une ligne droite, au lieu d'une courbe, et fréquemment les troisièmes molaires sont un peu en dehors de la ligne de l'ellipse. En examinant les moules des dentures les plus parfaites, on constate que les deux côtés ne correspondent pas d'une manière absolue et que certaines dents dévient un peu de la ligne parfaite. Les incisives sont disposées avec leurs bords tranchants formant une ligne courbe continue de canine à canine, et cette ligne se continue en suivant les tubercules buccaux des bicuspides et des molaires jusqu'à la face distale des dents de sagesse. Une seconde ligne d'élévations est formée par les tubercules linguaux de ces dents. Entre les deux, il règne une dépression continue.

188. Les **dents inférieures** sont arrangées semblablement (fig. 135), mais suivant une courbe un peu plus petite, de telle sorte que la ligne de l'ellipse qui tombe sur les tubercules buccaux des bicuspides et des molaires du haut, tombera sur les faces buccales et près de la gencive des dents inférieures (fig. 126) ; aussi, dans l'occlusion, les dents supérieures se projettent-elles un peu sur la face labiale et buccale des dents du bas, en tous les points de l'arcade (fig. 131). Les incisives et les canines s'articulent, de façon que les bords tranchants des incisives et les tubercules des canines inférieures viennent en contact avec les faces linguales des dents semblables de la mâchoire supérieure, près de leurs bords tranchants (fig. 128). Il y a pourtant en ceci beaucoup de variétés dans les limites d'une **occlusion normale**. Quelquefois les inci-

sives du bas frappent les faces linguales des incisives supérieures près de la crête linguo-gingivale, et elles peuvent frapper en n'importe quel point intermédiaire jusqu'aux bords tranchants. Dans les **occlusions anormales**, les incisives inférieures peuvent ne pas rencontrer les supérieures et frapper les gencives en arrière, ou bien elles peuvent venir en avant des incisives du haut. — Les surfaces d'occlusion, larges et garnies de tubercules des bicuspides et des molaires de chaque mâchoire appuient les unes sur les autres, de telle sorte que les tubercules linguaux des dents du haut s'emboîtent avec plus ou moins d'exactitude dans la gouttière générale qui existe entre les tubercules buccaux et linguaux des dents du bas. De même, la rangée des tubercules buccaux des dents inférieures s'emboîte dans la gouttière que forment les tubercules buccaux et linguaux des dents supérieures (fig. 129 et 130). Par suite de cette disposition, on observe que, dans l'occlusion, les talus buccaux des tubercules buccaux des dents supérieures restent en dehors de la surface buccale des dents inférieures (*a*), et que le talus lingual des tubercules linguaux des dents inférieures forme une saillie continue à l'intérieur de la bouche (*b*). Grâce à cet emboîtement réciproque, les besoins de la mastication sont assurés de la manière la plus parfaite. Les formes offertes à la joue et à la langue tiennent ces parties un peu à l'écart des points de contact positifs de l'occlusion, et les empêchent ainsi de se trouver saisies entre les dents, et écrasées ou déchirées pendant l'acte masticatoire. Chez les enfants, à l'époque de la sortie des dents permanentes et avant l'emboîtement parfait des tubercules dentaires, on constate souvent que les joues ou la langue sont saisies entre de faux points d'occlusion ; mais peu à peu tout s'arrange par suite de l'évolution des dents.

189. La ligne d'avant en arrière sur laquelle a lieu l'occlusion n'est pas tout à fait plane; à la mâchoire inférieure elle présente une légère courbe ou concavité, et à la mâchoire supérieure une convexité (fig. 131, *c* à *d*). Cette concavité de la ligne des surfaces d'occlusion des dents inférieures est un peu plus grande que la convexité des supérieures, de sorte que les bords tranchants des incisives du bas dépassent un peu les bords tranchants des incisives supérieures du côté lingual.

190. Dans l'**occlusion**, la position mésio-distale des différentes

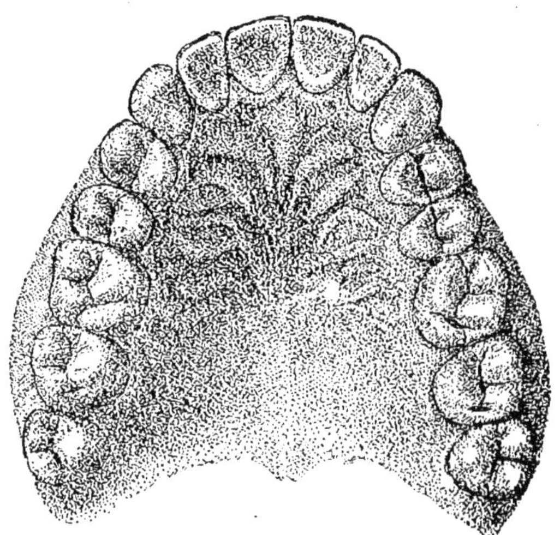

Fig. 127.

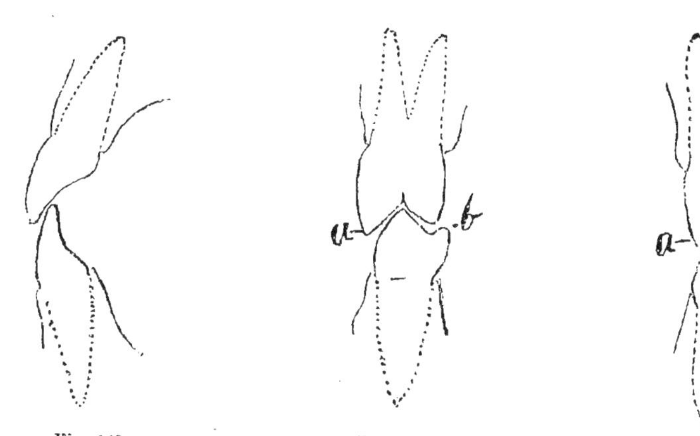

Fig. 128. Fig. 129. 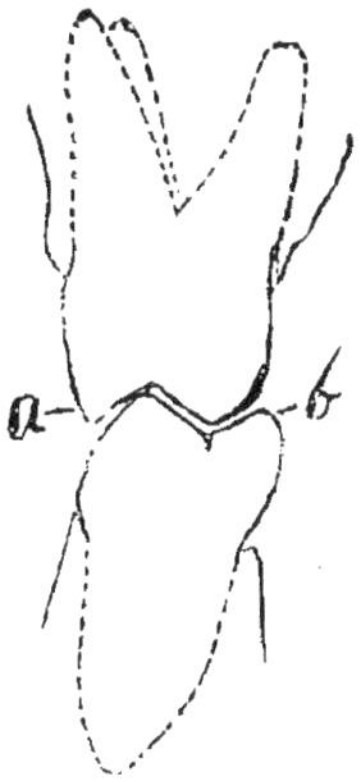 Fig. 130.

FIG 127* (Par. 187).—DISPOSITION DES DENTS DANS L'ARCADE. L'arcade de la mâchoire supérieure.

(Par. 210).—LES DENTS, LES GENCIVES ET LES RUGOSITÉS DE LA VOUTE PALATINE.

FIG. 128 (Par. 188).—POSITION LABIO-LINGUALE DES INCISIVES DANS L'OCCLUSION.

FIG. 129 (Par. 188).—POSITION BUCCO-LINGUALE DES BICUSPIDES DANS L'OCCLUSION.

FIG. 130 (Par. 188).—POSITION BUCCO-LINGUALE DES MOLAIRES DANS L'OCCLUSION.

* Illustration, dimension réelle.

Avec la permission de The Wilmington Dental Mfg. Co.

dents du maxillaire supérieur relativement à celles du maxillaire inférieur est importante (fig. 131). A leurs bords tranchants, les incisives centrales du haut sont environ un tiers plus larges dans le sens mésiodistal que les centrales du bas Aussi les centrales supérieures s'articulent-elles non seulement avec les centrales supérieures, mais encore avec un tiers ou la moitié de l'incisive centrale inférieure. La latérale supérieure s'articule avec la portion restante de la latérale inférieure et la partie mésiale de la canine du bas. La canine du haut est ordinairement un peu plus large, dans le sens mésiodistal, que celle du bas, et, dans l'occlusion, elle recouvre les deux tiers distaux de cette dernière et environ la moitié mésiale de la première bicuspide inférieure, de telle sorte que sa crête linguale ou triangulaire se trouve entre le tubercule de la canine inférieure et le tubercule buccal de la première bicuspide du bas, la pointe de son tubercule recouvrant les dents inférieures. Le tubercule buccal de la première bicuspide inférieure répond à l'espace compris entre la canine supérieure et la première bicuspide du haut. Cette disposition se maintient ensuite entre les bicuspides. Le tubercule buccal de la première bicuspide du haut recouvre (du côté buccal) l'espace compris entre les bicuspides du bas, et son tubercule lingual répond au sillon intermédiaire, tandis que le tubercule buccal de la deuxième bicuspide inférieure répond au sillon compris entre les deux bicuspides supérieures. Les tubercules de la deuxième bicuspide supérieure s'articulent avec la deuxième bicuspide et la première molaire inférieures. Les larges surfaces des molaires se rencontrent, de telle sorte que les deux tiers mésiaux de la première molaire supérieure couvrent les deux tiers distaux de la première molaire inférieure ; et que le tiers distal de la première molaire supérieure couvre le tiers mésial de la deuxième molaire inférieure, d'où il résulte que la crête transversale de la molaire du haut se trouve entre ces deux molaires du bas. La même disposition se continue entre les molaires restantes, mais d'autant moins parfaitement que les dents sont plus irrégulières. La dent de sagesse du haut est ordinairement plus petite que celle du bas ; cependant elle dépasse en général la surface distale de cette dernière.

191. **L'inclinaison des dents**, c'est la déviation de leur axe longitudinal par rapport à la perpendiculaire. L'inclinaison dans tel ou tel sens s'exprime par une épithète appropriée. Les incisives et les

canines du haut sont disposées de façon que leurs couronnes s'inclinent plus ou moins en avant, c'est-à-dire vers la lèvre, et légèrement du côté de la ligne médiane. L'inclinaison mésiale se continue chez les bicuspides et les molaires, en diminuant d'avant en arrière pour cesser d'ordinaire à la seconde ou à la troisième molaire. Comme règle, les bicuspides et les molaires supérieures s'inclinent encore légèrement vers la joue, mais dans bon nombre de dentures cette inclinaison est légère ou fait même défaut chez les bicuspides et la première molaire pour réapparaître à la deuxième et à la troisième molaire, bien qu'elle puisse manquer même dans ces dernières sans malformation nécessaire.

192. Les **incisives et les canines du bas** ont aussi leurs couronnes inclinées vers la lèvre, mais à un degré moindre que celles du haut. La position perpendiculaire de ces dents n'est même pas compatible avec un arrangement normal. Elles présentent également l'inclinaison mésiale, quoique d'ordinaire bien moins prononcée que chez les dents supérieures correspondantes.

Les **bicuspides inférieures**, dans les limites de la disposition normale, ont des inclinaisons fort variables. Tantôt leur inclinaison mésiale est considérable, tantôt elles sont presque ou tout à fait perpendiculaires; assez souvent, elles ont aussi une inclinaison linguale, mais elles peuvent être perpendiculaires ou même présenter une légère inclinaison buccale. Les **molaires inférieures** ont ordinairement une légère inclinaison mésiale et linguale (fig. 135). Parfois, cependant, l'inclinaison mésiale fait défaut, spécialement chez les deux dernières molaires.

193. Toutes les dents sont un peu plus larges dans le sens mésio-distal, à la surface d'occlusion ou dans son voisinage, qu'au collet ; aussi quand elles sont rangées dans l'arcade avec leurs surfaces proximales en contact, reste-t-il un espace considérable entre les collets (fig. 131). C'est là ce qu'on nomme les **espaces interproximaux** ou en forme de **V.** Le sommet du V regarde la surface d'occlusion ou répond au point d'approximation, tandis que la base se trouve à la crête du procès alvéolaire. Dans l'état normal, cet espace est occupé par les tissus mous ou **gencives** (fig. 136). L'arc mesure en moyenne 127 millimètres depuis la face distale de la troisième molaire droite jusqu'à la même surface de la dent de sagesse gauche, en suivant la courbure. C'est là la mesure moyenne des couronnes

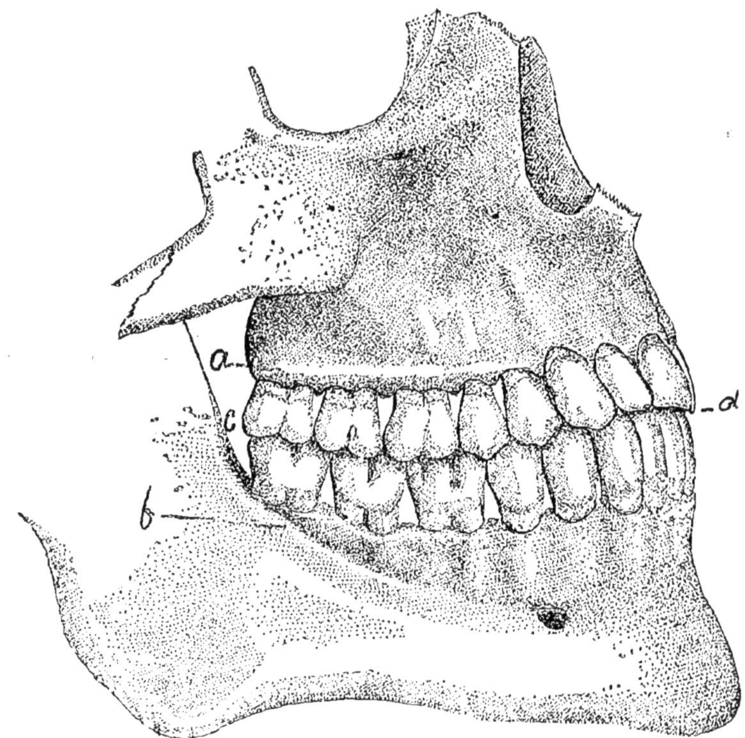

Fig. 131.—Grandeur naturelle.

Fig. 131 (Par. 188).—Arrangement des Dents. Aspect labial et buccal des dents supérieures et inférieures arrangées dans l'arcade.

(Par. 197).—Le Bord Alvéolaire des Machoires Supérieure set Inférieure, avec les Dents en Position.

Avec la permission de The Wilmington Dental Mfg. Co.

des dents du haut prises dans leur ensemble. La mensuration faite au niveau des collets donne quatre-vingt-neuf millimètres. La différence, trente-huit millimètres, représente la somme des espaces interproximaux pris collectivement.

194. Par suite des différences dans la **conformation des couronnes** et dans l'**inclinaison des dents**, la largeur des espaces interproximaux varie considérablement dans les différentes dentures. Ils sont beaucoup plus larges entre les dents à couronne en cloche qu'entre les dents à collet épais; mais il existe toujours un certain espace interproximal dans toute arcade normale. Quand les couronnes des incisives et des canines ont une forte inclinaison vers la lèvre, les collets des dents forment un cercle plus petit que la ligne des points de contact d'approximation, si bien que les espaces interproximaux peuvent se trouver ainsi beaucoup rétrécis. Généralement, cet espace est large entre les collets des incisives centrales. La suture réunissant les os maxillaires passe entre les racines de ces dents, et elles se trouvent un peu plus éloignées l'une de l'autre que ne le sont les racines des incisives centrale et latérale, ou celles de l'incisive latérale et de la canine. Aussi les intervalles qui séparent les dernières sont-ils de moindre largeur. Entre les bicuspides, les espaces interproximaux sont plus larges aux collets des dents qu'entre les dents antérieures, par suite de la plus grande largeur des couronnes comparativement à celle des racines. Les intervalles les plus grands sont ordinairement entre les collets des molaires.

195. Les **points de contact proximal**, dans les arcades les mieux formées, se trouvent près des surfaces d'occlusion des dents.

Chez les dents de développement défectueux, dont les couronnes sont fort arrondies vers la surface d'occlusion, les points de contact se rapprochent de la gencive. Sur les incisives et les canines, ils sont en ligne directe avec les bords tranchants. Sur les bicuspides le contact se trouve près de l'angle buccal et à peu près en ligne avec les tubercules buccaux. Les surfaces aplaties, mésiale et distale, de ces dents convergent du côté lingual à un degré tel que, malgré la disposition de ces organes en arc, les points de contact restent tous près des angles buccaux. Dans bon nombre de dentures excellentes, on observe un espace interproximal prononcé s'ouvrant du côté **lingual**, mais dans les dents à collet épais et celles de contour plus arrondi, les points de contact se trouvent souvent plus rapprochés du côté lingual et il n'y a pas alors d'espace interproximal lingual appréciable. Dans les molaires, les points de contact sont, en règle générale, plus voisins du côté lingual, tout en pouvant se trouver, dans les dentures les mieux conformées, presque en ligne avec les tubercules buccaux. Entre la première et la seconde molaire du haut, le point de contact est souvent étendu vers le côté lingual par le tubercule disto-lingual proéminent de la première molaire ; et même quand il en est autrement, l'arrondissement général des surfaces distales des molaires supérieures amène souvent le point de contact près de la ligne médiane des dents. Dans les premières molaires du bas, le gros tubercule distal amène le point de contact avec la seconde molaire tout près du côté buccal avec un large espace interproximal lingual. Si le tubercule distal est petit, le point de contact s'étend d'ordinaire vers le côté lingual, souvent au milieu de la largeur bucco-linguale des dents. Entre la deuxième et la troisième molaire, le point de contact est le plus souvent près de la ligne centrale des dents.

Dans les dentures les plus parfaites, la **forme du contact proximal** est telle qu'elle empêche l'accumulation des aliments entre les dents pendant la mastication, et par conséquent qu'elle conserve ces espaces propres et les festons gingivaux à l'état sain. Mais on rencontre **plus d'une anomalie** qui permet aux aliments de s'insinuer dans l'espace interproximal et, en refoulant la gencive, d'y former une cavité où séjournent les débris qui, par leur décomposition, amènent la carie des surfaces voisines ou l'inflammation de la gencive et de la membrane péridentaire. Exceptionnellement, on rencontre des cas où les dents sont assez écartées pour que les espaces se nettoient d'eux-mêmes. La forme des espaces interproximaux est fort variable. Le meilleur moyen de les étudier, c'est sur des crânes où toutes les dents existent en examinant soigneusement les formes des surfaces proximales des dents, en même temps que leurs positions relatives.

PROCÈS ALVÉOLAIRE ET ALVÉOLES

196. Le procès alvéolaire est la partie saillante des os maxillaires où les racines des dents se trouvent logées dans des alvéoles exactement adaptés à leurs surfaces (fig. 132 et 133). La forme du

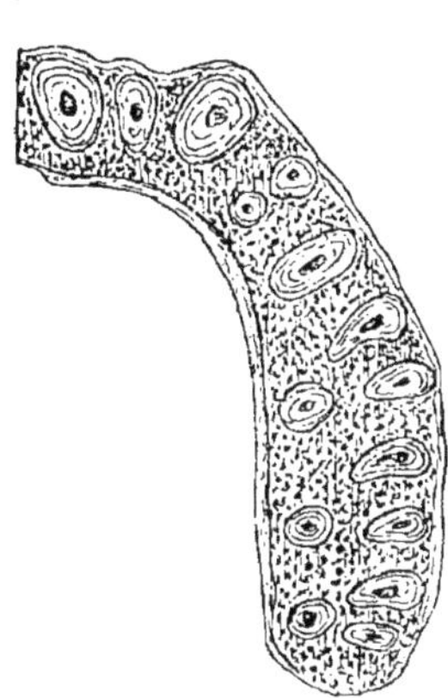

Fig. 132.

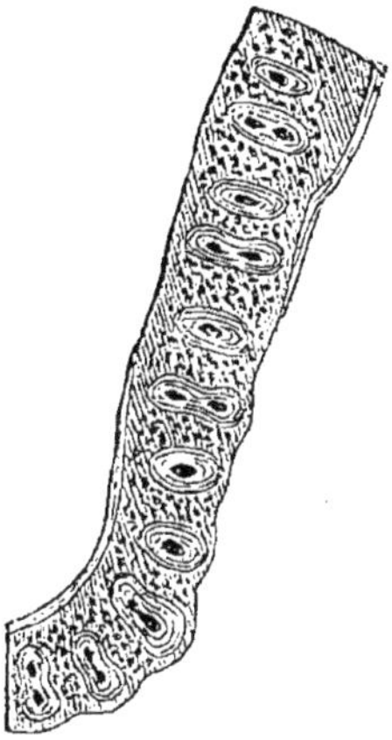

Fig. 133.

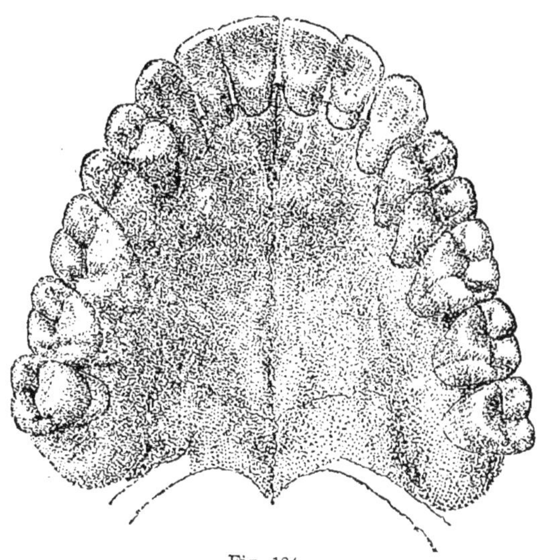

Fig. 131.

FIG. 132* (Par. 196).—COUPE HORIZONTALE DU BORD ALVÉOLAIRE ET DES RACINES DES DENTS DE LA MACHOIRE SUPÉRIEURE, montrant les racines des dents en position.

FIG. 133* (Par. 196).—COUPE HORIZONTALE DU BORD ALVÉOLAIRE ET DES RACINES DENTAIRES DE LA MACHOIRE INFÉRIEURE, montrant les racines des dents en position.

FIG. 134* (Par. 197).—DENTS ET PARTIE LINGUALE DU BORD ALVÉOLAIRE DE LA MACHOIRE SUPÉRIEURE, ET OS DE LA VOUTE PALATINE.

* Illustration, dimension réelle.
Avec la permission de The Wilmington Dental Mfg. Co.

procès alvéolaire semble dépendre des dents, de la conformation de leurs racines et de leur arrangement dans l'arcade. Si quelques dentssont mal placées ou dévient par telle ou telle cause de la ligne régulière et normale, le procès alvéolaire se modèle autour de leurs racines dans cette position défectueuse. De même, quand des dents sont perdues, le bord alvéolaire disparaît en majeure partie par résorption et la portion restante des alvéoles se remplit de tissu osseux.

197. **Normalement**, le procès alvéolaire enveloppe les racines des dents jusqu'à une courte distance de la ligne gingivale (fig. 131 et 134), variant chez l'adulte jeune de un à trois millimètres. Cette distance augmente quelque peu avec les progrès de l'âge. Les bords du procès alvéolaire se réduisent à une crête mince vers les collets dentaires, aussi bien sur le côté labial que sur le côté lingual des incisives et des canines du maxillaire supérieur. Vers le côté lingual du collet des bicuspides et des molaires, ces bords s'amincissent également, en devenant un peu plus épais au niveau de la deuxième et surtout de la troisième molaire. Sur le côté buccal de ces dents, on observe un épaississement des bords immédiats du procès alvéolaire, sous la forme d'une crête marquée, commençant au niveau de la première ou de la seconde bicuspide, plus généralement entre ces deux dents, pour s'étendre jusqu'à la face distale de la troisième molaire (fig. 131, *a*). Cette crête varie, sur les divers sujets, depuis un très léger épaississement du bord immédiat jusqu'à un épaississement de deux à trois millimètres. Il en résulte une saillie prononcée en dehors des collets dentaires. Puis le procès alvéolaire s'atténue ensuite, au point que, dans bon nombre de cas, les racines buccales des dents, surtout la racine mésiale de la première molaire, n'ont plus qu'un mince revêtement osseux.

198. **Antérieurement**, l'enveloppe osseuse des racines des incisives supérieures présente beaucoup de variétés. Parfois, la partie moyenne des racines n'a qu'un léger revêtement d'os, mais le plus souvent celui-ci s'épaissit peu à peu depuis le collet jusqu'à l'apex. Les racines des canines proéminent vers la lèvre et n'ont, dans la plus grande partie de leur longueur, qu'une mince enveloppe osseuse, celle-ci formant suivant l'axe radiculaire une crête que le doigt peut sentir aisément à travers les tissus mous qui constituent la lèvre et la gencive. Assez souvent, le revêtement osseux fait en-

tièrement défaut sur un petit espace près du milieu de la longueur de la racine de la canine, de la racine buccale de la première bicuspide, de la racine mésiale de la première molaire, et parfois d'autres dents encore.

199. Du **côté lingual** des dents supérieures (fig. 134), l'épaississement progressif du procès alvéolaire, en allant du bord à l'apex de la racine, est beaucoup plus considérable ; de telle sorte que les racines des dents semblent se trouver vers le côté labial et buccal du procès alvéolaire (fig. 132). Même la grosse racine linguale de la première molaire supérieure, divergeant fortement du côté lingual, forme rarement une crête ou proéminence sur l'os qui recouvre sa surface linguale.

200. Le **trou palatin antérieur** se trouve sur la ligne médiane juste en arrière des incisives centrales (fig. 134). Il est infundibuliforme, son large orifice répondant à la surface palatine de l'os. Celui-ci est souvent tout à fait mince entre l'orifice et les racines des incisives centrales. L'**artère palatine postérieure** siège dans une gouttière profonde de la surface de l'os, très près de la pointe des racines linguales de la dent de sagesse et de la seconde molaire du haut. Aussi blesse-t-on parfois cette artère dans les efforts d'extraction des racines de ces dents.

201. A la **mâchoire inférieure**, les bords immédiats du procès alvéolaire sur le côté labial des incisives sont un peu plus épais qu'au maxillaire supérieur, formant souvent une crête manifeste. Celle-ci, cependant, s'atténue rapidement de façon que la portion moyenne des racines n'a qu'une mince couverture osseuse. Au niveau de la canine, le bord alvéolaire est très mince, mais une crête gingivale, correspondant à celle du maxillaire supérieur, sans être aussi proéminente, commence vers la première ou deuxième bicuspide pour aller jusqu'à la seconde molaire. Celle-ci s'atténue au niveau du milieu de la longueur des racines des bicuspides et de la première molaire.

A la seconde molaire inférieure, la naissance de la **crête oblique externe** pour la formation du bord antérieur de l'apophyse coronoïde (fig. 131, *b*) détermine un épaississement du revêtement osseux buccal de la racine, tandis qu'à la troisième molaire, cette crête arrive au niveau du bord du procès alvéolaire, en donnant au revêtement osseux du côté buccal de la racine une épaisseur d'environ 6m/m5 (fig. 133). Cela a de l'importance relativement à l'extraction des racines de la dent de sagesse. En réalité, la deuxième et la troisième molaires inférieures sont fixées dans des alvéoles creusés dans la portion linguale du corps de l'os, plutôt que dans un procès osseux, comme il arrive pour les dents antérieures.

202. Sur le **côté lingual** des dents antérieures du bas, le bord du procès alvéolaire est lisse, mince et le revêtement osseux s'épaissit progressivement en allant vers les pointes radiculaires. Dans cette portion, le procès est élevé et n'a, dans le sens labio-lingual, que l'épaisseur suffisante pour envelopper les racines des dents et les maintenir (fig. 135 et 137). A partir de la première bicuspide la hauteur du procès alvéolaire diminue rapidement en arrière, et la ligne de l'arcade dentaire et des alvéoles des dents, passe diagonalement au travers de la ligne de courbure du corps de l'os, depuis le côté buccal, au niveau de la première bicuspide, jusqu'au côté lingual, au niveau de la dent de sagesse, pour se perdre dans le corps de l'os (fig. 135 et 137). Le bord du procès alvéolaire reste mince jusqu'à la première ou la deuxième molaire, mais le revêtement osseux des racines s'épaissit rapidement vers les pointes radiculaires.

203. Cette disposition dépend en grande partie de l'épaississement du corps de l'os produit par la naissance de la **crête mylo-hyoïdienne** (fig. 137, *a*), qui commence en avant au-dessous des pointes radiculaires, et s'élève progressivement en arrière presque jusqu'au bord du processus alvéolaire au niveau de la troisième molaire. Le maximum d'épaisseur répond au côté lingual de la moitié apicale des racines de la deuxième molaire et de la moitié coronaire des racines de la dent de sagesse. Ici, cette crête est plus mince et à l'angle distal de la troisième molaire elle devient souvent insignifiante, le revêtement osseux des racines de cette dent pouvant être aussi très mince au-dessous de la crête. Aussi est-il ordinairement facile, quand l'extraction le demande, de déloger les racines de la troisième molaire inférieure vers le côté linguo-distal avec un levier appuyant convenablement contre la couronne de la deuxième molaire, comme avec le davier de Physic ou un élévatoire.

204. Les bords des **cloisons** alvéolaires des racines des dents antérieures sont arrondis dans le sens labio-lingual, mais leur concavité diminue rapidement en arrière de la canine. Entre les molaires,

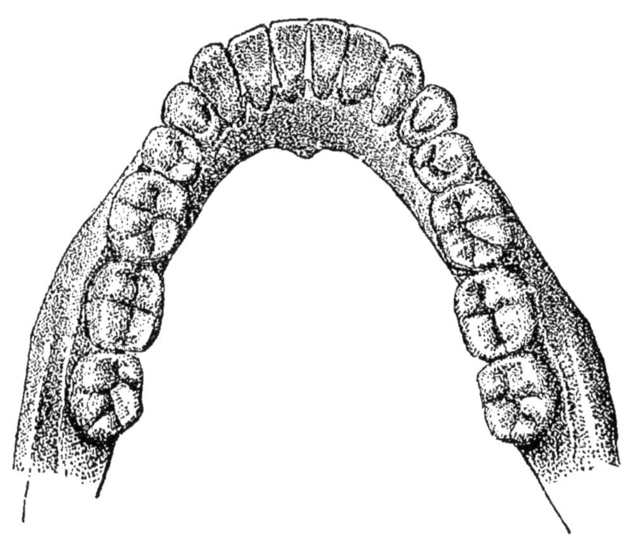

Fig. 135.—Grandeur naturelle.

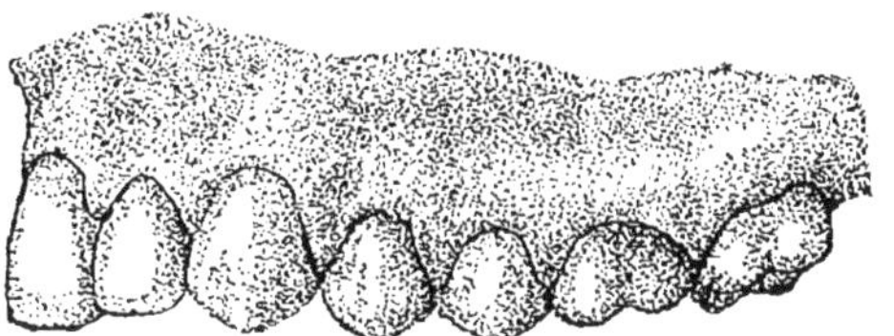

Fig. 136.—Grandeur naturelle.

FIG. 135 (Par. 202).—DENTS ET MAXILLAIRE INFÉRIEURS, vues de haut en bas.

FIG. 136 (Par. 210).—ASPECT LABIAL ET BUCCAL DES DENTS ET GENCIVES DE LA MACHOIRE SUPÉRIEURE.

Avec la permission de The Wilmington Dental Mfg. Co.

les cloisons sont rectilignes ou présentent seulement une légère concavité, de telle sorte que les points les plus élevés du bord alvéolaire se trouvent sur les faces buccale et linguale, ou aux angles des collets de ces dents, ce qui est important pour l'adaptation de couronnes artificielles ou de crochets.

205. Le **procès alvéolaire** se compose d'une table externe et interne d'os modérément compact et, entre celles-ci, d'os spongieux de telle sorte qu'il peut, chez les jeunes sujets, se laisser plus ou moins refouler ou recourber, sans fracture positive. La table extérieure compacte forme la surface externe de l'os, et les lames internes tapissent les alvéoles des dents. Ceux-ci sont très minces et supportés de tous côtés par le tissu spongieux. Dans la mâchoire inférieure la substance osseuse est plus compacte et plus forte qu'au maxillaire supérieur, spécialement vers les molaires où les alvéoles se trouvent dans la substance du corps de l'os.

MEMBRANE PÉRIDENTAIRE

206. La **membrane péridentaire** revêt les racines des dents depuis la ligne gingivale jusqu'à l'apex, à la manière d'un sac. Elle tapisse toutes les parties des alvéoles et, passant sur le bord supérieur, elle se continue avec le périoste et les gencives qui recouvrent la table externe du procès alvéolaire. C'est une membrane, qui s'attache d'un côté à la racine dentaire et de l'autre à la paroi interne de l'alvéole. Elle se compose de tissu conjonctif supportant un réseau abondant de vaisseaux sanguins, de nerfs et de lymphatiques. Dans ce tissu sont interposées de fortes fibres blanches qui vont du cément radiculaire aux parois osseuses de l'alvéole. L'implantation de ces fibres est telle qu'elle assure la solidité d'implantation de la dent. Dans l'enfance et la jeunesse, cette membrane est comparativement épaisse et permet un mouvement considérable de l'organe dans son alvéole. A mesure que l'âge avance, elle devient plus mince et les mouvements des dents sont plus restreints. Un faisceau de nerfs avec une ou plusieurs artères entre dans l'alvéole près de l'apex de la racine (espace apical) et des artérioles et des rameaux nerveux, provenant de la subdivision du faisceau, se dirigent vers la gencive, tandis que d'autres pénètrent par l'orifice apical pour gagner la pulpe dentaire. La portion spongieuse de l'os formant le procès alvéolaire, reçoit aussi de nombreux vaisseaux et

nerfs, qui entrent dans l'alvéole et la membrane péridentaire de tous côtés. Cela donne à cette membrane une très riche circulation collatérale. Aux gencives, les vaisseaux sanguins se continuent avec ceux du périoste et des gencives.

GENCIVES

207. Les **gencives** sont les tissus mous qui recouvrent le procès alvéolaire et les collets des dents. Elles se composent de **tissu conjonctif** avec de nombreuses fibres blanches interposées formant une masse membraneuse ferme, continue avec le périoste au dessous et avec la membrane péridentaire, aux collets des dents. Les gencives sont tapissées d'une forte couche externe d'**épithelium squammeux** ; les vaisseaux et les nerfs y abondent, mais, à l'état normal, elles ne sont pas très sensibles à la pression ni aux injures modérées ; seulement leur sensibilité peut s'exaspérer dans des conditions pathologiques.

208. Du **côté labial et buccal** du procès alvéolaire, les gencives (fig. 136) sont minces et fermes près du collet dentaire et solidement attachées au périoste. En passant du collet vers la base de la crête alvéolaire, elles deviennent plus molles, perdent leur attache au périoste et se fusionnent avec la membrane muqueuse des lèvres et des joues. Dans le passage des gencives à ces surfaces muqueuses il se forme plusieurs plis lâches, dont le plus notable est le **frein labial** de la mâchoire supérieure sur la ligne médiane, qui s'étend du voisinage de l'espace interproximal des incisives centrales à la ligne médiane de la lèvre supérieure. Un repli semblable, quoique moins proéminent, relie la ligne médiane de la lèvre inférieure avec les gencives. On voit parfois d'autres plis moins saillants au voisinage des bicuspides et des premières molaires.

209. Du **côté lingual** de l'arcade inférieure, les conditions sont à peu près les mêmes. Les gencives adhèrent solidement au périoste près des dents, mais plus bas elles se fusionnent avec la membrane muqueuse du plancher de la bouche. La ligne médiane de la langue se relie à la ligne médiane des gencives par un fort repli appelé **frein de la langue**. Comme anomalie congénitale, ce frein part quelquefois assez près de la pointe de la langue pour empêcher celle-ci d'avancer sur les dents, ce qui gêne plus ou moins la succion et

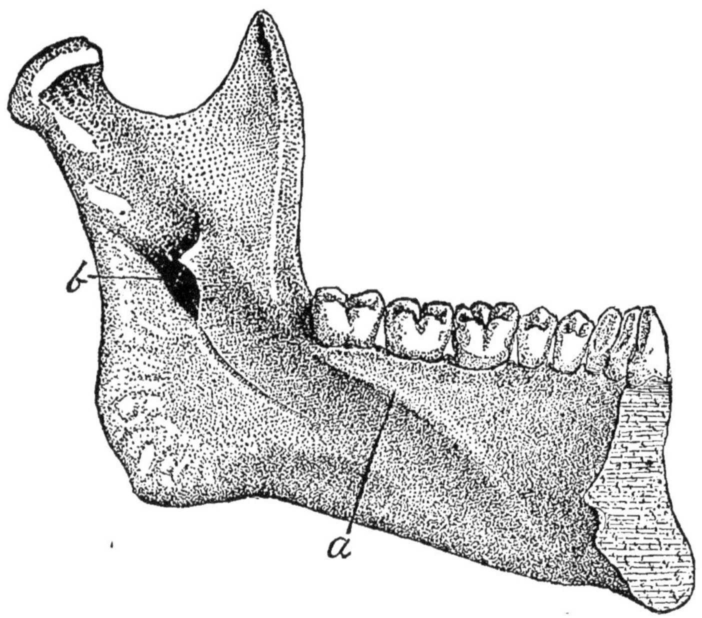

Fig. 137.—Grandeur naturelle.

FIG. 137 (Par. 202).—SURFACE LINGUALE DE LA MOITIÉ GAUCHE DU MAXILLAIRE ET DES DENTS INFÉRIEURS. *a*, Crête mylo-hyoïdienne ; *b*, orifice du canal dentaire inférieur.

Avec la permission de The Wilmington Dental Mfg. Co.

nécessite une petite opération. Mais le raccourcissement du frein se corrige généralement par les efforts musculaires de la langue, qui tendent assez la membrane pour permettre la liberté des mouvements.

210. Du **côté lingual** à la mâchoire supérieure, les gencives (fig. 127) sont ordinairement plus étendues et plus épaisses. Elles recouvrent toute la voûte palatine, jusqu'à la rencontre du voile, sous forme d'une couche dense et dure. Antérieurement une série de crêtes irrégulières, les **rugosités**, rayonnent de la ligne médiane vers les deux côtés, en cessant à la gencive. Ces rugosités présentent, dans les différents cas, des variétés innombrables.

211. La gencive s'avance jusque sur le collet dentaire, c'est-à-dire jusqu'à la partie inférieure de la couronne, en formant autour de chaque dent un anneau que l'on appelle le **bord libre** de la gencive. La longueur de cet anneau varie sur les différentes dents de la même bouche, et chez les sujets différents, d'environ un à quatre millimètres. Il est souvent beaucoup plus grand chez les jeunes sujets, mais la longueur diminue d'ordinaire à mesure que l'âge avance. Le bord libre embrasse intimement le collet dentaire ; mais il est facile d'insinuer un instrument mince et plat, entre lui et la dent, jusqu'aux attaches à la ligne gingivale. Comme celle-ci se trouve au bord de l'émail ou à la jonction de l'émail et du cément, il s'ensuit que l'anneau gingival comprend le bord immédiat de l'émail et recouvre cette partie de la couronne de la dent. Dans le jeune âge, on voit souvent une moitié de la longueur des couronnes dentaires embrassée par l'anneau gingival, même lorsque l'on peut considérer les dents comme complètement sorties. Avec les progrès de l'âge, l'anneau se raccourcit, en laissant voir davantage de la couronne, pour finir par se rétracter jusqu'aux environs de la ligne gingivale.

212. Le bord libre de la gencive remplit aussi les **espaces interproximaux** sous la forme de cloisons passant entre les dents depuis le côté labial ou buccal jusqu'au lingual. Cette portion de la gencive est bien plus longue que celle qui recouvre les faces labiales et linguales des dents (fig. 136). A l'état normal, elle s'étend de la ligne gingivale au point de contact interdentaire, remplissant complètement l'espace et s'opposant à l'accumulation des débris alimentaires. La forme présentée par le bord gingival sur les faces

labiales et buccales, est une série de festons dont la concavité regarde la surface d'occlusion des dents et dont les points de jonction s'étendent dans les espaces interdentaires en les remplissant (fig. 136). Du côté lingual de l'arcade, les conditions sont à peu près les mêmes, mais les points de jonction des festons gingivaux sont moins saillants (fig. 127). A mesure que l'âge avance et que la gencive se rétracte vers la ligne gingivale, les cloisons de tissu mou n'arrivent quelquefois pas à remplir les espaces interdentaires. Il peut en résulter des états pathologiques dus à l'accumulation des débris alimentaires et à leur fermentation. Une condition semblable est encore produite fréquemment par une forme défectueuse du contact proximal, qui permet aux aliments de s'introduire dans l'espace interdentaire et de refouler ou détruire par la pression la cloison gingivale.

TABLE ALPHABÉTIQUE

Les numéros indiquent non les pages, mais les paragraphes

IMPR. PAUL BOUSREZ, 5, R. DE LUCÉ, TOURS.

MEUBLE DENTAIRE, N° 12

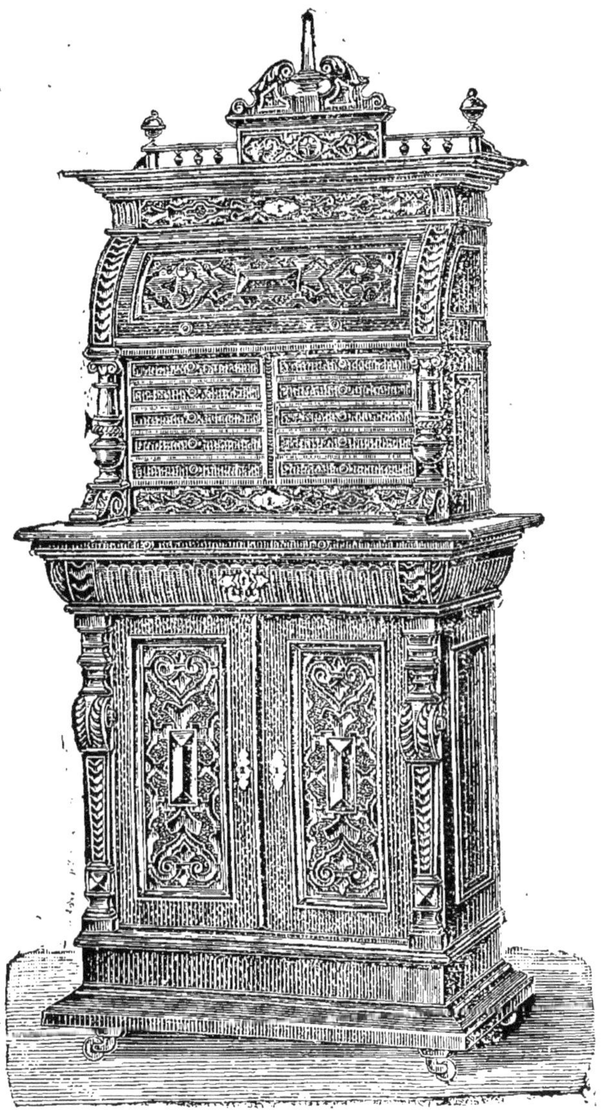

Hauteur, 2 mètres; largeur, 0m 95 c.; profondeur, 0m55 c.

Ce meuble style Renaissance, d'un modèle élégant et riche, peut figurer dans n'importe quel mobilier.

La disposition en est la même que pour notre meuble dentaire n° 10 B, ayant tablette, petits et grands tiroirs et cylindre fermant à clef.

Prix : **515** fr.

Emballage non compris.

MEUBLE DENTAIRE (N° 10 *a*)

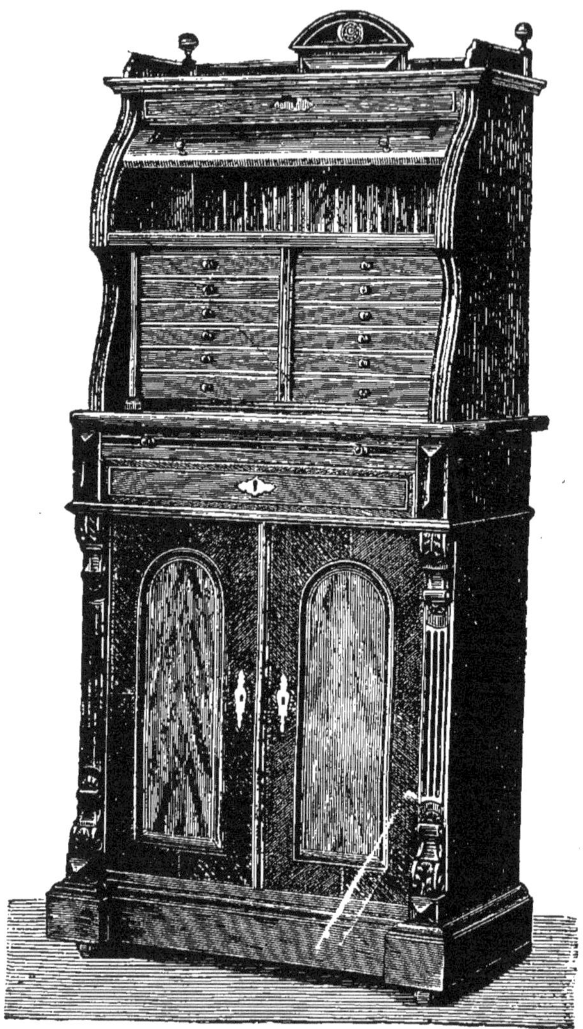

Hauteur, 1^m75 ; largeur, 0^m80 ; profondeur, 0^m425.

La partie vide qui surmonte la tablette de marbre a 65 centimètres de longueur sur 30 de profondeur ; elle est munie d'un tiroir qui garnit son fond entièrement, et peut être fermée par un volet articulé à coulisses.

Le corps inférieur du meuble est également surmonté d'un marbre, et l'on trouve immédiatement au-dessous une tablette de bois, mobile, que l'on peut tirer à volonté pour écrire; plus un grand tiroir de $60 \times 30 \times 7$ cent. environ, fermant avec serrure et clef. L'armoire en dessous a une tablette et elle est également munie d'une serrure avec clef.

Prix, en bois bien sec, plaqué noyer. . . . . . 340 fr.
— en bois noir, ornements cuivre . . . . 355 fr.

Emballage non compris.

MEUBLE DE TOILETTE

No. 2.

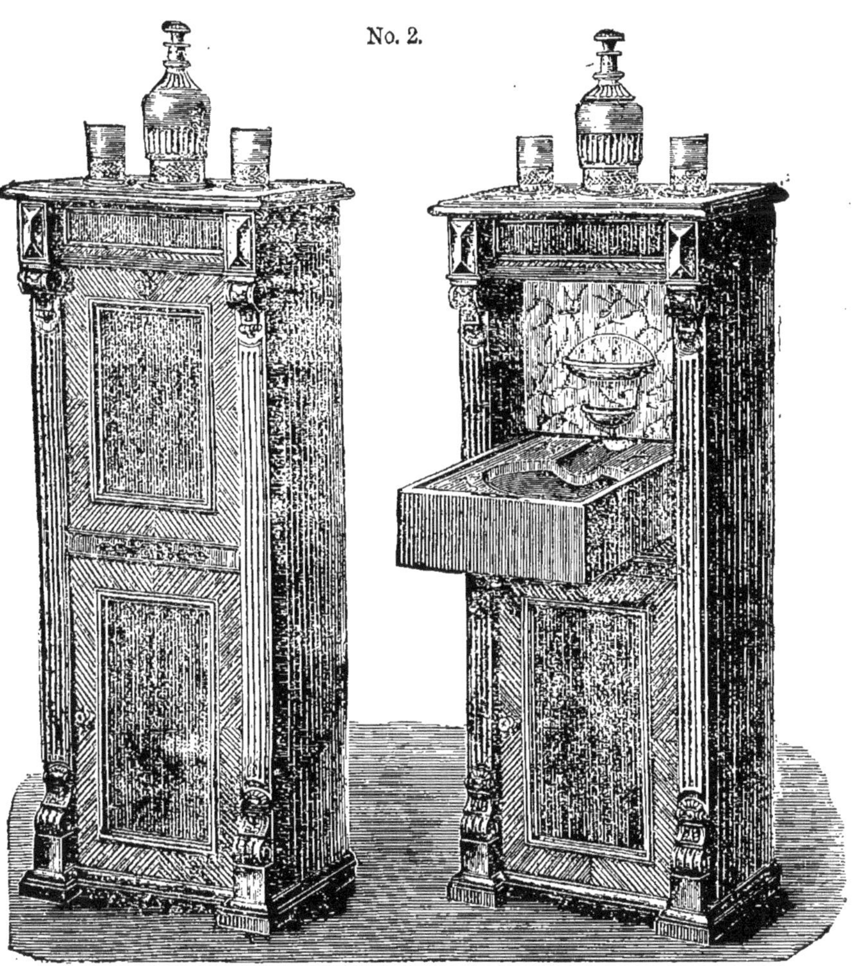

Fermé Ouvert

Hauteur, 1m40; largeur, 0m50; profondeur, 0m37.

Dans la partie supérieure est un réservoir contenant environ 15 litres d'eau, une cuvette, porte-savon, etc., en porcelaine blanche sur un fond de marbre blanc, ainsi que la figure ci-dessus le démontre. Le réservoir est fait de façon qu'en ouvrant le meuble, il vient assez d'eau dans la cuvette pour l'usage ordinaire. En fermant le meuble, l'eau se verse dans un récipient qui contient environ 17 litres.

Ce meuble est solidement fait et est commode dans tout cabinet d'opération.

	fr.	c.
Prix, complet, ainsi que l'indique la figure, avec deux porte-verres nickelés, un porte-carafe nickelé, une carafe et deux verres . .	270	»
Prix, sans accessoires.	260	»

Hors de France, 20 francs en moins.

FAUTEUIL N° XXX

(MODÈLE WILKERSON) FABRICATION C. ASH ET FILS

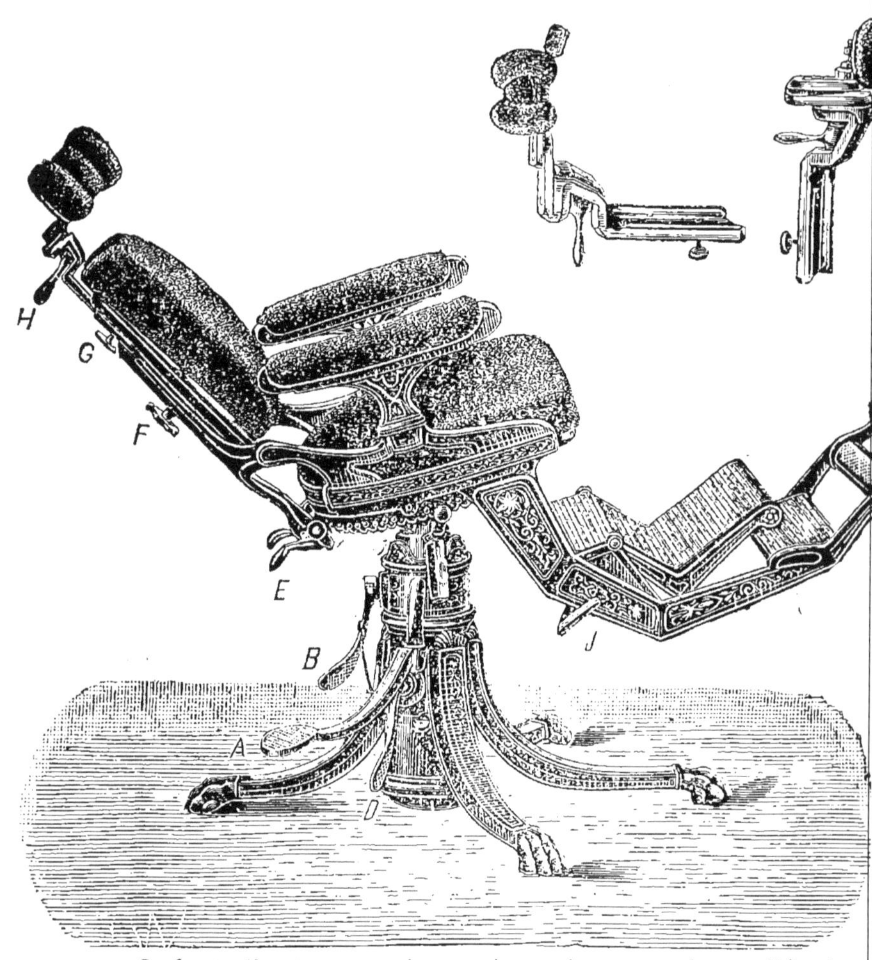

Ce fauteuil est non seulement la copie exacte du modèle de Wilkerson, mais la qualité en est la même comme travail et exécution.

L'expérience que nous avons surtout acquise depuis tant d'années dans la fabrication des fauteuils, ajoutée à l'attention scrupuleuse que nous y apportons, est une garantie suffisante de la solidité de ce modèle.

	fr.	c.
Prix : le fauteuil seul	750	»
— — avec tablette de Allan, crachoir, porte-crachoir et verre . .	900	»

Emballage non compris.

Hors de France, 50 fr. en moins.

FAUTEUIL N° XXX

MANIÈRE DE LE MONTER

Après avoir **soigneusement** nettoyé toutes les parties du fauteuil, on verse le contenu du bidon d'huile (qui se trouve dans la caisse) dans le réservoir qui se trouve entre les 4 pieds. L'ouverture du réservoir est fermée avec un bouchon en bois et se trouve entre le 1er et le 4e pied.

Il est absolument nécessaire que l'huile soit passée avant d'être versée, afin d'éviter la moindre poussière.

Après avoir versé l'huile, on lève le fauteuil en appuyant sur la pédale A; ensuite on fixe la colonne (côté gauche) en appuyant sur la pédale B. — Puis on place avec soin la partie supérieure du fauteuil sur la colonne.

Lorsque les deux parties principales sont ajustées, on doit serrer fortement la vis qui tient tout ensemble, et qui se trouve en dessous de la partie qui emboîte la colonne.

Ce fauteuil ne peut être transporté que dans sa position la plus basse.

Les mouvements sont comme suit :

La pédale A lève le fauteuil.
— B le fait descendre.
— C renverse la partie supérieure.
— D fait pivoter le fauteuil.
— E mouvements du dossier.
— F pour lever ou baisser le dossier.

On peut aussi avancer ou reculer la partie inférieure du dossier.

Avec le manche G on lève et on baisse l'appui-tête, les mouvements se trouvant fixés par le levier H.

La pédale J (côté du fauteuil) fait mouvoir le marchepied supplémentaire.

Position la plus basse, hauteur $0^{m}57$
— la plus haute, — $0^{m}85$
Largeur du siège . . . . . $0^{m}50$

Nous expédions ce fauteuil sur demande avec l'appui-tête du fauteuil n° XXIX.

FAUTEUIL DE C. ASH ET FILS

N° XXVI

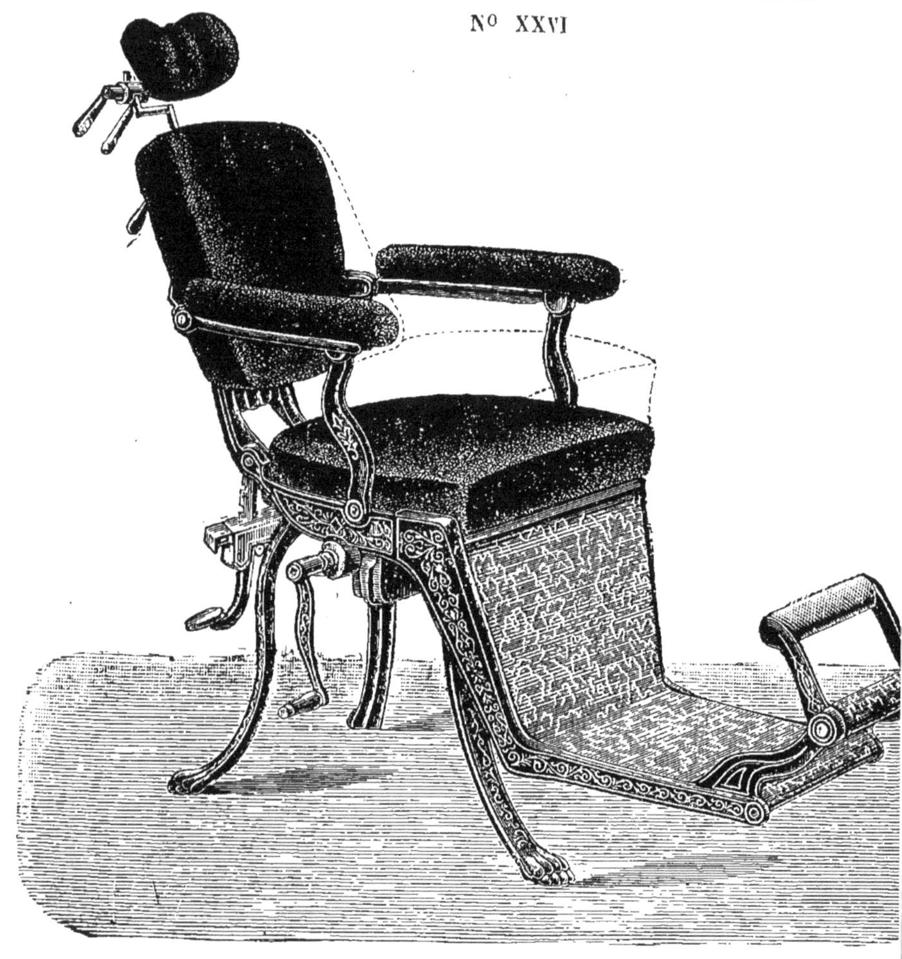

Largeur du siège, 51 cent. Position la plus élevée, 63 cent.
— — basse, 51 —

Ce fauteuil se recommande spécialement pour son prix ; il est solide, bien fait et facile à employer. Il est garni en velours, grenat ou vert, et joli d'apparence, le marchepied étant tapissé et les parties voyantes nickelées.

L'appui-tête, qui est de la forme la plus commode, peut être placé dans n'importe quelle position.

Le dossier, qui a un mouvement à crémaillère, peut reculer et avancer, la partie inférieure pouvant être projetée en avant.

Le siège monte et descend ainsi que l'indiquent les points sur la gravure.

Prix . . . . 375 fr.

Emballage non compris.

Hors de France, 50 *francs en moins.*

FAUTEUIL A POMPE ET A PÉDALE

MODÈLE DE C. ASH ET FILS, N° XXIX

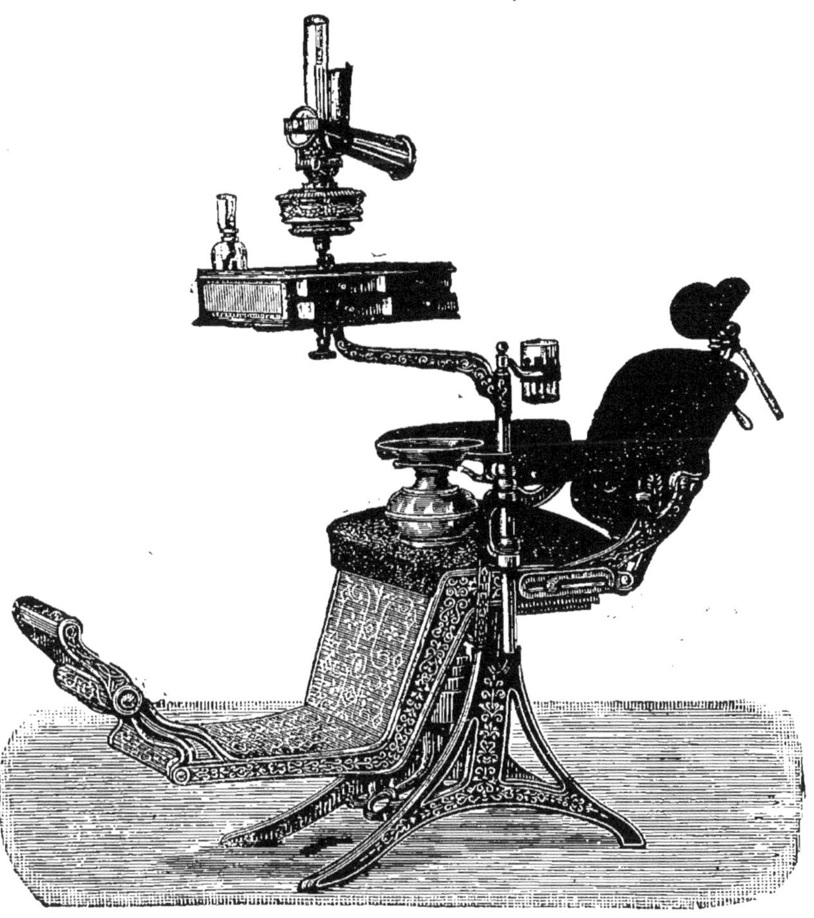

Le dernier modèle se fait avec dossier mobile.

	fr.	c.
Prix du fauteuil seul, grenat ou vert	615	»
— avec crachoir nickelé et porte-crachoir	655	»
— avec verre et tablette simple	735	»
— complet comme la vignette, mais *sans* réflecteur.	765	»
Siège mobile canné pour enfants, en plus	25	»

Emballage non compris.

Hors de France, 50 fr. en moins.

En vente chez C. ASH et Fils, 22, rue du 4 Septembre, Paris.

FAUTEUIL N° XXIX

MODÈLE DE C. ASH ET FILS

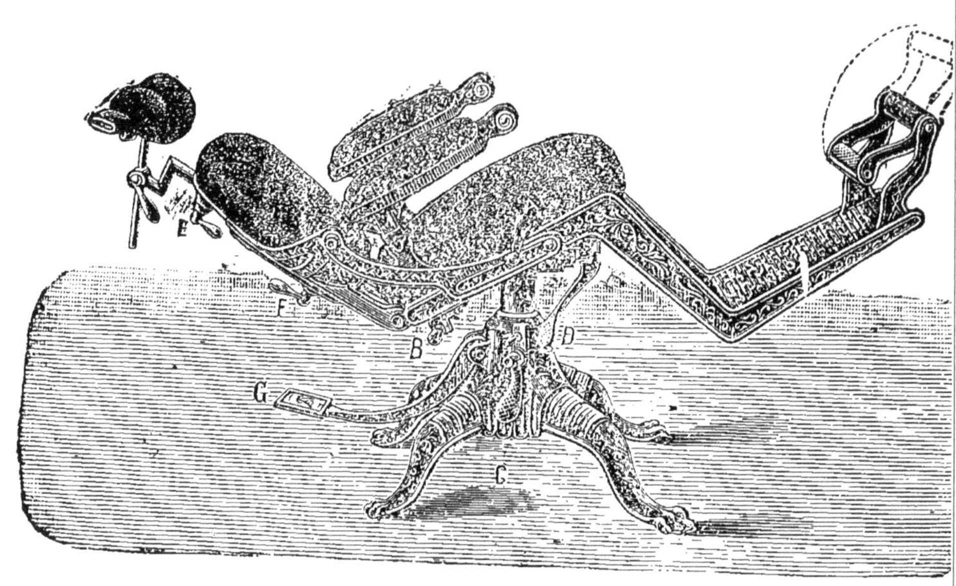

DESCRIPTION DES MOUVEMENTS DE CE FAUTEUIL

La pédale G sert à monter le fauteuil.

Le fauteuil descend en levant le manche B.

Le levier D sert à renverser le fauteuil.

Le dossier seul se renverse à l'aide du manche A, et si l'on ôte la vis, on peut renverser plus en arrière.

Le levier C sert à pivoter le fauteuil, et en le tirant en arrière il fixe le fauteuil dans la position voulue.

Le dossier se monte et descend à l'aide du manche F.

La têtière monte et descend à l'aide du manche E.

Les vis des manches A, F, H et E doivent être huilées de temps en temps.

FAUTEUIL DE C. ASH ET FILS, N° XXIX

MANIÈRE DE METTRE L'HUILE

Essuyez avec soin toutes les parties du fauteuil, et, après les avoir ajustées, placez le fauteuil dans la position *la plus basse* et versez l'huile de la manière suivante, en ayant soin de laisser pendre le levier G *sans le serrer* :

Retirez une des vis qui se trouve sur la plaque ronde qui est sous le siège, afin de pouvoir tourner la plaque.

Placez l'entonnoir (qui est fourni avec le fauteuil) d'une façon oblique et aussi profondément que possible dans la cavité qui se trouve sous la plaque ronde, et versez-y deux mesures d'huile. — L'huile, la mesure et l'entonnoir se trouvent dans l'emballage du côté droit du fauteuil, sous la traverse en bois.

Faites ensuite monter et descendre le fauteuil à mi-chemin plusieurs fois ; alors versez lentement toute l'huile qui reste, en ayant soin de le faire quand le fauteuil est tout à fait descendu. — Le récipient contient exactement l'huile nécessaire au fauteuil ; après l'avoir vidé, revissez la plaque.

On doit essuyer de temps en temps le piston avec un linge et avec un peu de pétrole, et le huiler de nouveau.

AVIS IMPORTANTS

Il faut toujours avoir soin que le levier C *ne soit pas serré*, mais pende librement lorsque le fauteuil est monté ou descendu. — *Il ne faut pas* se servir de la pédale G ni du manche B quand le levier C est tiré en arrière, c'est-à-dire serré. — Quand le fauteuil est en position, tirez *alors* le levier C en arrière pour fixer le fauteuil, et empêcher que tout le poids de la personne assise ne se trouve sur le cylindre d'huile.

*

FAUTEUIL D'HOPITAL

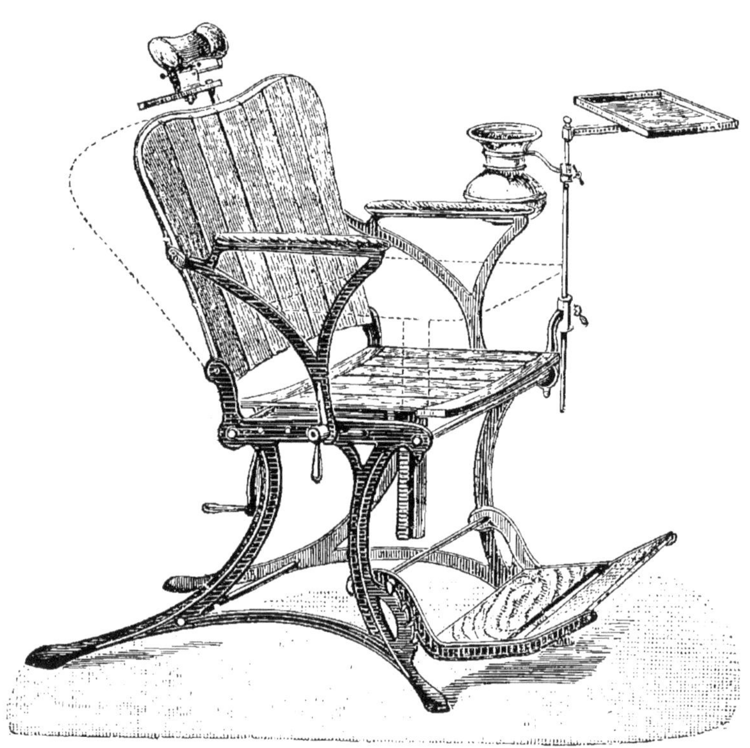

PRIX

	fr. c.
Nouveau modèle, le siège, se relevant avec mouvement à crémaillère et avec tabouret mobile.	200 »
Id. rembourré, velours vert ou grenat.	250 »

Emballage non compris.

MOTEUR DENTAIRE PERFECTIONNÉ

(*Modèle breveté de M. Parsons Shaw*).

Ce moteur dentaire, étant en mouvement, permet à l'opérateur d'atteindre les parties malades de la bouche avec plus de facilité qu'avec aucun autre moteur connu.

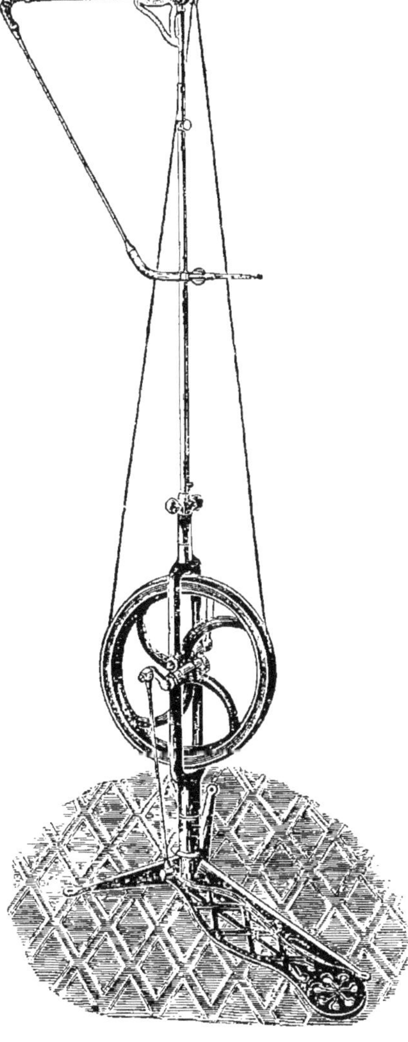

La transmission du mouvement de rotation est assurée par des ressorts à spirales, ce qui facilite d'autant le travail de l'opérateur et constitue la meilleure des machines à fraiser présentées à la profession.

PRIX

	fr. c.
Le moteur laqué et nickelé avec une pièce à main perfectionnée, à douille conique, plus 14 instruments.	225 »
Le même, avec pièce à angle droit, aigu ou obtus	250 »
La partie supérieure de la machine s'adaptant à tous les autres supports ou volants	135 »

PIÈCES DE RECHANGE

Pièce à main perfectionnée, avec douille conique.	50 »
Angle droit, aigu ou obtus. Chaque.	25 »

Les fraises, forets, brunissoirs, mandrins, etc., etc., qui conviennent à l'emploi de cette machine, sont les mêmes que pour la machine à fraiser de S.-S. White.

PRIX DE L'OR EN FEUILLES

ET EN CYLINDRES, ETC.

Or de C. ASH et Fils, cohésif et non cohésif

		fr.	c.		fr.	c.
Or « **Imperial** » *extra mou* . .	L'once.	160	»	Le cahier.	21	»
— **cohésif**.	—	160	»	—	21	»
— **non cohésif**.	—	160	»	—	21	»
— **en cylindres** « Imperial »	—	160	»	La boîte.	21	»
— — A (ordin.). Nos 1, 2, 3, 4 .	—	160	»	—	21	»
— — C (plus serrés). Nos 1,2,3,4.	—	160	»	—	21	»
Or en blocs, adhésif ou non adhésif. . . . . Nos 1, 2, 3, 4.				—	21	»

Les numéros représentent les dimensions, le nº 4 étant la plus grande. Chaque numéro se livre en boîte contenant 1/8 d'once.

Or de Wolrab en cylindres ou en feuilles. La boîte ou le cahier. 2 »

OR AMÉRICAIN

Or de Abbey en feuilles. . .	L'once.	165	»	Le cahier.	22	»
— **de S.-S. White** en feuilles.	—	160	»	—	21	»
— **de Kearsing** en feuilles .	—	160	»	—	21	»
— — en blocs . .	—	160	»	La boîte.	21	»
— **de Nickolds**	—	160	»	Le cahier.	21	»
— **de Pack** en cylindres . .	—	160	»	La boîte.	21	»
— **de Williams** en feuilles .	—	165	»	Le cahier.	22	»
— — en cylindres.	—	165	»	La boîte.	22	»
— **de Watts** en éponge . .	—			—	22	»
— **crystal** mat de White . .	—	160	»	—	21	»

OR PLASTIQUE

Or cristallisé adhésif de Nedden. . . . . La boîte. 22 »

PLOMBAGES A L'AMALGAME

LIMAILLES MÉTALLIQUES

PREMIÈRE ET SECONDE QUALITÉ

De C. ASH et Fils

Ces deux plombages métalliques ont été employés en quantité considérable depuis près de **quarante ans**, et, durant cette période, les fabricants ont reçu les témoignages les plus nombreux quant à leur excellence et à leur durée.

Aussi apportent-ils les soins les plus minutieux dans la préparation de ces produits, désireux de leur maintenir cette renommée.

La première qualité donne à l'analyse une proportion d'or beaucoup plus considérable que dans tout autre amalgame en usage.

La seconde qualité n'est égalée par aucun autre plombage métallique du même prix.

PRIX

		fr.	c.
Première qualité, en flacons ou paquets d'une once, d'un quart d'once ou d'une demi-once	L'once.	28	»
Seconde qualité, en paquets d'une once		12	»
— d'une once, avec même quantité de mercure pur.	La boîte.	13	25
Mercure distillé et chimiquement pur.	La livre.	15	»
— en flacons de 3 onces		3	»
— une once dans une bouteille en buis		1	65
— purifié par l'électricité en flacons, de 1, 2 ou 3 onces.	L'once.	2	50

PLOMBAGES BLANCS

		fr. c.
« **Agate cement** », en paquet d'une demi-once.		7 50
C. Ash et Fils. « Phosphate cement »		7 50
— « Rock cement ».		7 50
Excelsior. Poudre, liquide et deux colorants. . .	La boîte.	7 50
Concrete cement. Poudre et liquide.		7 50
Caulk. « Diamond cement », poudre et liquide.		10 »
— — — quatre poudres et un liquide. . .		5 »
— — — liquide seulement.		10 »
Eisfelder. « Email blanc », poudre et liquide.		2 50
Friese. « Email plastique ».		10 »
Fletcher. « Dentine », pour coiffer la pulpe.		12 50
— « Ciment porcelaine ».		5 »
— — — poudre seulement.		7 50
— — — en flacons de deux onces. . .		5 »
— — — liquide seulement		12 50
— « Email blanc »		2 50
— « Matière colorante », rose, marron et bleue. . . .		7 50
— « Vernis éthéré de copal »		» 65
« **Fosiline** »		1 25
Guillois. « Plombage blanc », pâle, moyen et foncé, nos 1 à 4.		8 50
Harvard (ancien Rostaing), poudre et liquide		7 »
Metcalfe. « Email insoluble ».		12 50
Marfil. « Ciment », pyrophosphate, huit nuances. .	Chaque.	10 »
Poulson. « Ciment minéral », neuf nuances. . . .	—	12 50
— — six nuances dans un paquet avec plaque en verre et spatule. .		9 50
— — — en cristaux seulement .		57 »
Robertson. « Ossilite ».		4 75
Simon. « Silex émail »		8 50
Weston. « Ciment insoluble ».		10 »
— — quatre nuances, la boîte.		7 50
— « Ciment non irritant », pour coiffer la pulpe.		11 50
Woff. « Nouveau ciment émail ».		5 »
		9 50

PLOMBAGES MÉTALLIQUES DIVERS

Arrington (Amalgame nouveau d')	L'once.	12 50
Caulk (Amalgame par excellence, alliage)	—	15 »
— — white Alloy	—	20 »
Davis (Amalgane à l'or de).	—	32 »
— — nº 2	—	16 50
Dibbles (White amalgam)	L'once 1/2	25 »
Dougan (Amalgame *nec plus ultra*).	L'once.	32 »
Flagg (Submarine Alloy).		13 25
Fletcher (Amalgame au platine).	—	25 »
— (Alliage de Submarine Alloy nº 1).	—	12 »
— (— Contour Alloy nº 3).	—	23 »
— (— Facing Alloy nº 5).	—	20 »
— (— Standard Alloy nº 6)	—	29 »
— nos 1, 3, 5, 6, quatre flacons en un paquet.	—	22 50
Gregory (Plombage métallique spécial pour incisives et canines).	—	
Herbst (Amalgame de)	—	32 »
Lawrence (Amalgame de).	—	32 »
Lorenz. « Ciment métallique », poudre et liquide. .	—	15 »
Robertson (Amalgame Standard)	—	17 50
Roger (Amalgame au cuivre de)	—	32 »
S.-S. White (Amalgame Globe de).	—	6 »
— (Splendid Alloy)	—	15 »
— (Amalgame au cuivre	—	15 »
Sullivan (Amalgame au cuivre de)	—	5 »
Townsend (Amalgame de).	—	6 »
— (Amalgame perfectionné de).	—	10 »
		12 50

PLOMBAGES DE GUTTA-PERCHA

		fr.	c.
Plombage permanent de Jacob.	La boîte.	5	»
— — — en blocs.	—	5	»
— temporaire de Gilbert en bandes (rose et blanc)	—	2	50
— — de Waite en bâtons (rouge). .	—	3	25
— pâte de Hill	—	10	»
— Richard	—	5	»
— — en blocs.	—	5	»
— S.-S. White —	—	5	»
— antiseptique de Whigham.	—	5	»
Pointes fines en gutta-percha pour obturer les canaux.	—	2	50

Préparations pour détruire le nerf dentaire

		fr.	c.
Azotine (de Rowney)	Le flacon.	6	50
Baldock's improved paste	—	6	50
Nervine de Bunter.	—	1	25
Nevrodontovore de Aubert.	—	10	»
Nerve Obtunder de Scott.	—	3	75
Nervine de Horne.	—	10	»
Créosote et Arsenic de S.-S. White.	—	3	25
Nervine de Johnson	—	6	»
Pâte arsénicale.	—	2	50
Préparation du Dr Thomas.	—	10	»

Préparations pour le traitement des nerfs

		fr.	c.
Baldock's Germicide et Bactéricide	Le flacon.	5	»
Capsicum plasters (emplâtres).	La boite.	4	50
— — Williams	—	3	50
— bags du Dr Foulks (sachets)	—	2	75
Glycerole de Thymol	La bouteille.	2	»
Liège en feuilles minces.	Chaque.	»	15
Bactéricide	Le flacon.	5	»

Toute autre préparation sur commande.

CAOUTCHOUCS DENTAIRES

DE C. ASH ET FILS

Pour recouvrir et émailler la gencive

	Couleur	Prix par livre fr. c.
Rose perfectionné. Nuances nos 1 et 2.	Couleur gencive. . .	32 »
Rose NV (sans vermillon)	Rose foncé	26 50
Nouveau rose.	—	26 50
Rose no 1 x.	—	26 50
Rose no 1	Rose pâle	26 50
Rose no 2 x	Rose clair	22 50
Rose IX extra mince	—	30 »

Pour bases

S. P.	Rose foncé.	20 »
Blanc	Blanc.	20 »
Child's G	Rouge vif	20 »
A E (très élastique).	Brun foncé.	20 »
Whalebone no 1 (très fort).	—	20 »
— no 2 (très fort).	Brun clair.	18 »
W (très élastique).	Brun foncé.	20 »
Solid Base	Brun rosé	18 »
Dark Red.	Rouge foncé	15 »
Flexible Base	Brun clair	15 »
Dark Elastic.	Couleur de corne . .	15 »
Orange.	. . . .	12 50
Rouge	. . . .	12 50
Brun	. . . .	12 50
Noir.	Corne.	12 50
Noir perfectionné.	Noir	12 50
Dark Brown.	Brun foncé.	12 50

Caoutchouc spécial pour gencives sensibles

Soft Pink.	Rose mou	26 50
Soft Dark Red.	Rose foncé mou . . .	15 »
Vela pour palais artificiel.	. . . .	26 50

Caoutchoucs Américains

Bow Spring	La livre.	14 »
Whalebone	—	15 »
Dental Gum no 1.	—	11 50
— no 2.	—	12 50
Samson	—	15 »
Justi.	—	14 »

VULCANISATEURS

(MODÈLE FRANÇAIS)

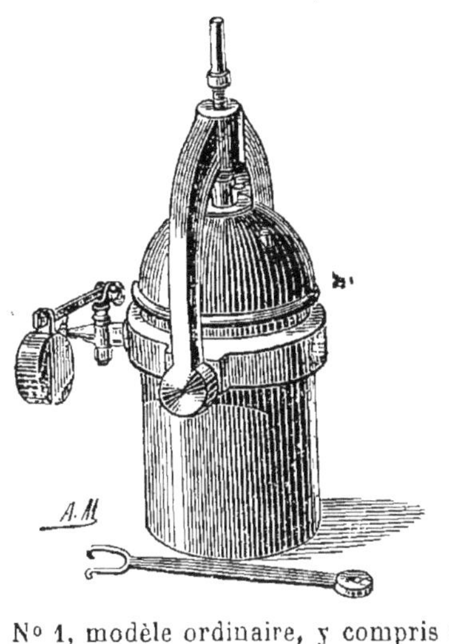

N° 2

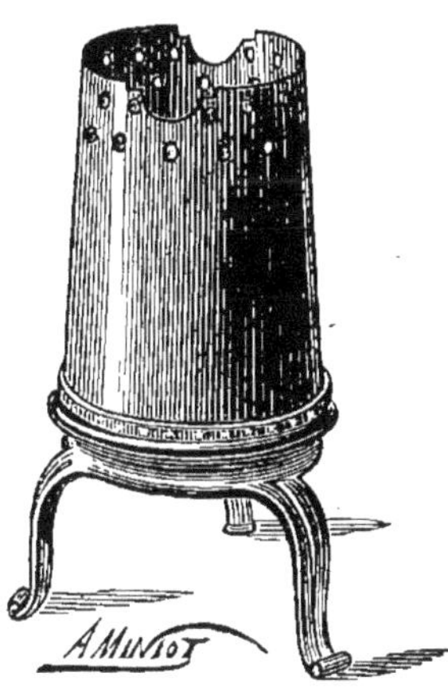

			fr. c.
N° 1, modèle ordinaire, y compris chemise en cuivre.			
Appareil pour 1 moufle			75 »
— — 2 —			80 »
— — 3 —			90 »
Lampe en cuivre à crémaillère			9 »
Thermomètre gradué sur verre			5 »
— nickelé			9 »
N° 2, modèle renforcé, même force que le précédent, mais plus soigné, la chaudière et la fermeture plus fortes (fig. 2 ci-dessus).			
Appareil pour 1 moufle, y compris chemise en tôle			90 »
— — 2 — — —			100 »
— — 3 — — —			110 »
— — 4 — — —			120 »
Moufles à brides français, n° 0. En bronze.	6 25	En fer.	5 75
— — — n° 1. —	8 25	—	6 25
— — — n° 2. —	9 »	—	6 75
— — — n° 3. —	10 »	—	7 75
— — — n° 4. —	10 50	—	8 25
— — — n° 5. —	11 »	—	8 50
En fonte ordinaire avec bride, n° 0			4 »
— — n° 1			4 »
— — n° 2			4 »
— — n° 3			4 50
Moufles à coinc, n° 0. En bronze.	6 »	En fer.	4 25
— — n° 1. —	7 50	—	5 »
— — n° 2. —	8 50	—	6 »
— — n° 3. —	10 »	—	7 »
Moufles (Génard) à clavettes, n° 1. —	8 »	—	5 »
— — n° 2. —	9 »	—	6 »
— n° 3. —	10 »	—	7 »
Brides pour 1 moufle, fonte ordinaire			1 50
— fer forgé pour 1 moufle			2 50
— — 2 —			3 »
— — 3 —			3 75
— — 4 —			5 25
Rondelles en plomb		Chaque.	1 »

En vente chez C. ASH et Fils, 22, rue du 4 Septembre. Paris.

NOUVELLES SUCCIONS

MODÈLES DE LORD (BREVETÉ)

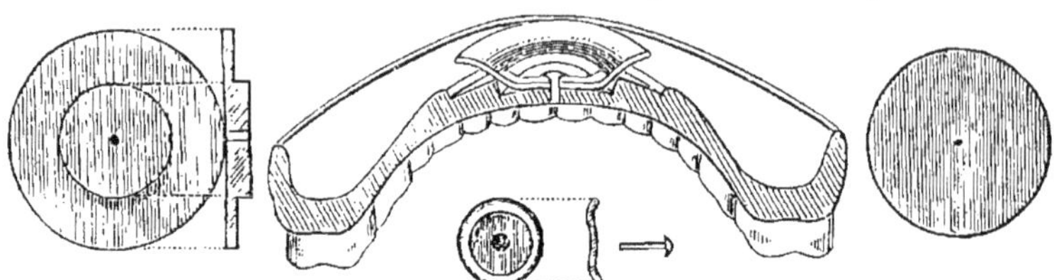

Fig. 1 Fig. 2 Fig. 3

Ces disques sont en caoutchouc broyé à sec au moyen d'un outillage spécial, et comme le naphte et autres dissolvants sont exclus de la fabrication, ils ne possèdent aucune odeur.

Chaque disque est comprimé, moulé et vulcanisé dans un moule métallique séparé, par conséquent leur qualité et densité sont uniformes. Leur vulcanisation est poussée au plus haut point sans endommager le caoutchouc. — Chaque disque est numéroté et porte en relief les mots : « *Lord's patent* ».

MODE D'EMPLOI

Afin de former la chambre à air, on fixe les deux disques en papier (fig. 1) sur le modèle avec le rivet qui l'accompagne avant de visser le moufle. Pour fixer le disque à succion, on perce un trou assez grand pour que le rivet y entre *juste* et ensuite on fraise légèrement le trou du côté lingual. On entre le rivet premièrement dans la petite rondelle (fig. 2), ensuite dans le disque (fig. 3) du côté des lettres, et enfin on le serre à sa place.

Il est nécessaire, afin d'éviter de blesser le palais, de rogner légèrement les bords anguleux de l'emplacement de la petite rondelle, afin que le disque n° 3 entre bien à sa place.

Pour renouveler le disque, il suffit de couper la tête du rivet avec une gouge, ce qui permet de le retirer avec un petit poinçon.

Il est bon de recommander aux personnes qui portent ces succions de ne pas les laisser dans l'eau toute la nuit, mais de laisser les pièces exposées à l'air après les avoir préalablement lavées.

Pour empêcher les disques en papier de se gonfler (fig. 1)

Il est expédient de faire chauffer le moufle dans un four avant de le fermer, et non pas dans de l'eau bouillante. Si l'on prend cette précaution, on n'éprouvera aucun embarras, et l'on cessera de se servir des modèles en métal, car les disques en papier prennent beaucoup mieux la forme et les moindres plis du modèle.

N. B. — Aucun des disques ne peut s'adapter à un palais ayant la forme d'un V.

On ne doit pas tâcher d'agrandir les disques en les tirant avec la main.

PRIX

En boîte de 12 jeux. Caoutchouc rouge ou gris.

		fr.	c.
Avec rondelles en or et rivets en platine	La boîte.	26	25
— en alliage — —	—	18	75
— — doré, et rivets en argent doré	—	15	»
— et rivets en aluminium	—	9	50
Disques en caoutchouc	La douz.	5	»
Rivets en platine	—	7	»
— en argent doré	—	2	»
— en aluminium	—	1	25
Rondelles en or	—	13	75
— en alliage doré	—	7	50
— —	—	6	25
— aluminium	—	2	50
Modèles en carton comprimé	La grosse.	7	50
Outil à river en acier	Chaque.	»	65

NOUVELLES SUCCIONS

MODÈLES DE LORD

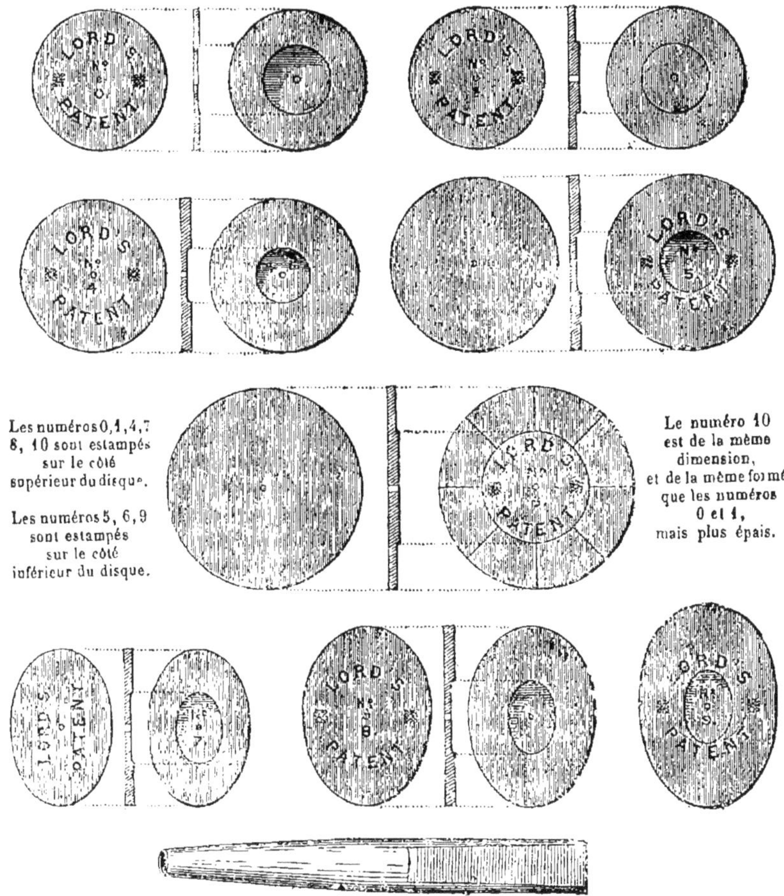

Se font de dix modèles et dimensions. — Chaque boîte contient 12 succions en caoutchouc, 13 modèles en carton spécial pour former les chambres à air, 12 rivets pour ces modèles, 12 rondelles et 12 rivets pour fixer les disques.

A moins d'avis contraire, les boîtes contiennent les nos 0 et 1 (rouge).

Ces succions sont spécialement recommandées par les meilleurs praticiens anglais qui les emploient depuis quelques années.

En vente chez C. ASH et Fils, 22, rue du 4 Septembre, Paris.

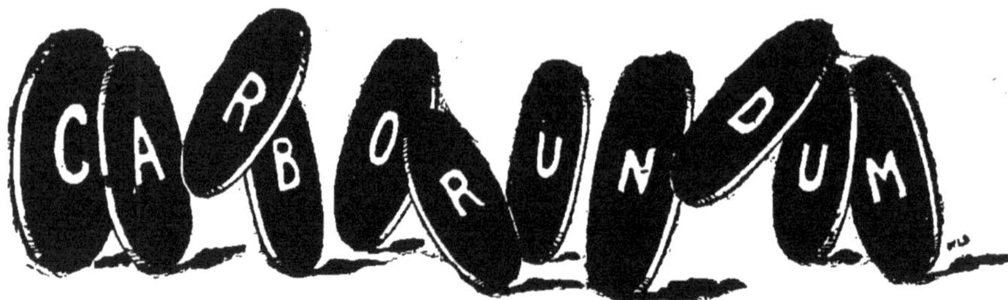

Depuis plusieurs mois déjà cette composition est en usage parmi beaucoup de praticiens ; les résultats obtenus étant très satisfaisants nous avons fait un arrangement avec l'inventeur de ce produit afin de pouvoir satisfaire aux demandes.

Le carborundum coupe quatre fois plus vite et résiste à l'usage trois fois plus que n'importe quel autre produit connu.

Est indispensable pour couper les dents naturelles.

DISQUES EN CARBORUNDUM

(AVEC BORDS COUPANTS)

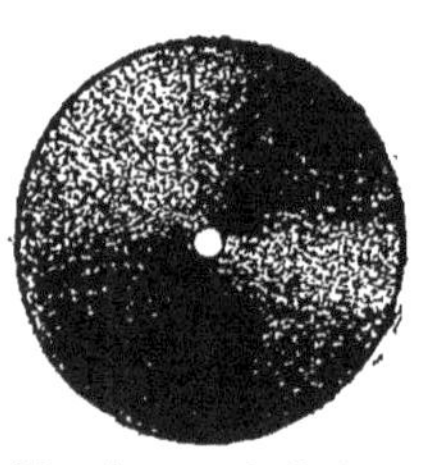
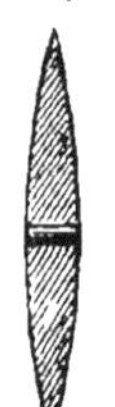
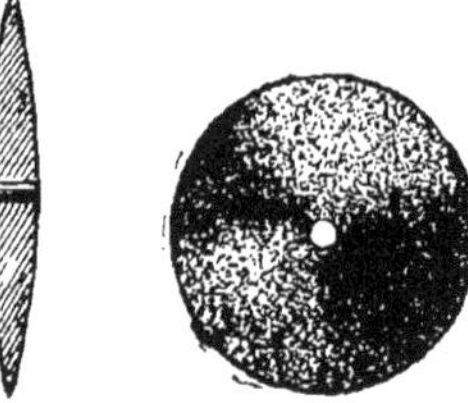
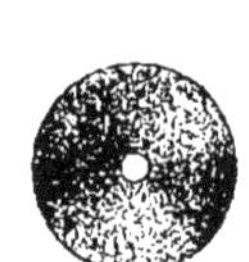

Diamètres : 0m520 — 0m 190 — 0m 125

(ÉPAIS AVEC BORDS MINCES)

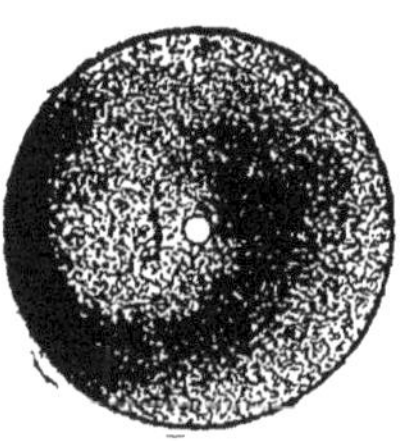
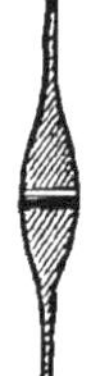

Diamètres : 0m 250 — 0m 190 — 0m 125

		fr. c.
Prix : toutes grandeurs	La pièce.	» 85
— —	La douz.	9 50

MEULES POUR LE TOUR D'ATELIER

EN CARBORUNDUM

MEULES A TRANCHES PLATES

Ces meules se font de trois grains, savoir : gros pour tailler; moyen et fin pour polir et aiguiser. — On peut les employer à sec ou mouillées.

Ce produit est bien supérieur au corindon ou à l'émeri.

PRIX

DIAMÈTRES		ÉPAISSEURS			
		0 m 031	0 m 062	0 m 095	0m125
		fr. c.	fr. c.	fr. c.	fr. c.
0 m 281	Chaque	1 65	2 »	—	—
0 375	—	3 »	3 25	3 65	4 25
0 500	—	3 25	3 65	4 50	5 25
0 625	—	3 65	4 25	5 55	6 80
0 750	—	4 60	5 25	6 80	8 50

MEULES A BORDS ARRONDIS

DIAMÈTRE	0m500	0m570	0m750	0m280
PRIX	4 »	4 25	5 50	1 65

MEULES BOUTONS

DIAMÈTRE		0m470	0m540	0m750
PRIX	1 25	3 75	4 25	5 75

BLOC DE CARBORUNDUM

Pour tailler et affûter les instruments. — Est bien supérieur à la pierre d'Arkansas, surtout pour les instruments les plus fins.

Prix. . . . . 2 fr. 60

CARBORUNDUM

MEULES A RACINES

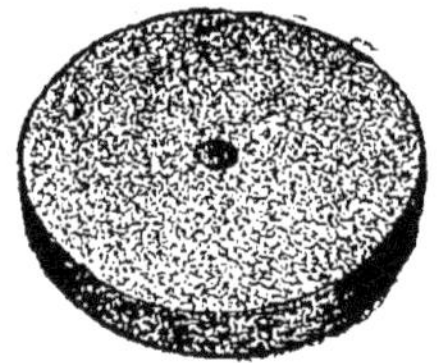
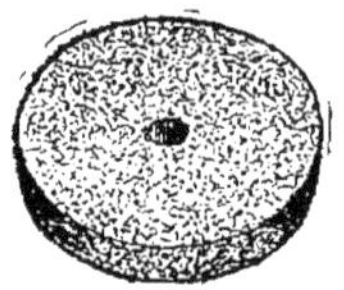
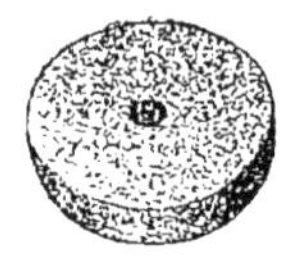
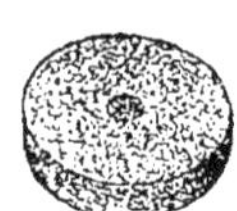

Diamètres : 0m250, 0m190, 0m160, 0m125

Se font de quatre épaisseurs : 0m015, 0m031, 0m046, 0m063.

		fr. c.
Prix : Toutes grandeurs	La pièce.	» 85
—	La douz.	9 50

POINTES EN CARBORUNDUM

1 2 3

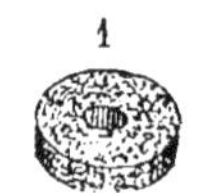
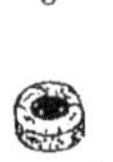
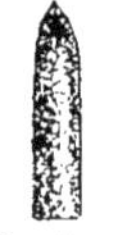
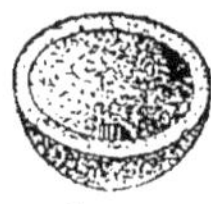

Diam. : 0m093, 0m063, 0m046, Butler, Coupe.

Les pointes nos 1, 2, 3 se font des épaisseurs suivantes : 0m015, 0m031, 0m046, 0m062.— Les pointes de Butler ne sont pas pointues, mais droites ; on peut facilement les tailler de la forme ci-dessus en les aiguisant sur un tour avec une meule en carborundum. — La coupe est utile pour le travail à couronnes et mesure 0m125 de diamètre extérieur.

PRIX

		fr. c.
Pointes nos 1, 2, 3.	Chaque.	» 45
— de Butler, assorties de longueur	La boîte.	2 60
Coupes. . . . . La douz., 9 50.	Chaque.	» 85

Mandrin. Pointes montées.

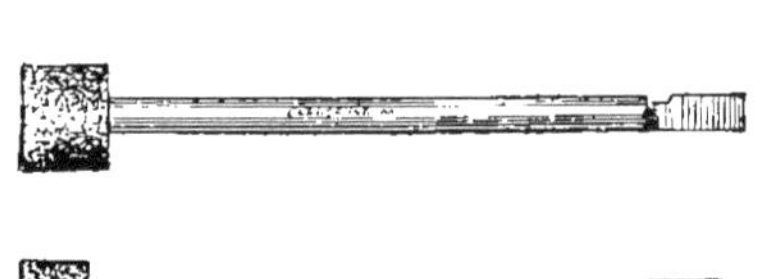
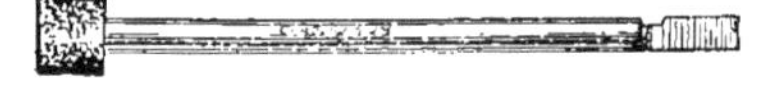

Après bien des essais nous trouvons que le mandrin qui s'adapte le mieux au montage des meules, pointes, etc., est notre n° 232.

Prix du mandrin : 0 fr. 35.

Nota. — En montant les disques, etc., avec de la gomme laque, il faut non seulement chauffer le mandrin, mais aussi la pointe que l'on désire monter, la gomme laque n'adhérant pas au carborundum.

POUDRES DENTIFRICES DE C. ASH ET FILS

N° 1, fine, parfumée avec de l'huile de bergamote.
— 2, moyenne, — — et essence de rose.
— 3, grosse, — —
Ces poudres se livrent en boites de fer-blanc contenant une livre.
Prix : 5 francs.

		fr. c.
Poudres dentifrices de S.-S. White, n° 1. . .	La livre.	8 »
— — — n° 2.	— . . .	5 »

PRODUITS DENTAIRES DE FRIEDERICH (ARNHEIM)

RÉCOMPENSÉS A L'EXPOSITION DE 1889

Pâte dentifrice	La boite, 3 fr. et	2 »
Elixir —	Le flacon. . . .	3 »
Poudre dentifrice aromatique	La boite. . . .	1 »
— — au camphre. . . .	—	1 »
— — ordinaire.	—	» 20

ELIXIR POUR LA BOUCHE

Elixir à base d'arnica des Pyrénées.	Le flacon.	3 »
— dentifrice au Phénol-Bobœuf.	—	3 50
— Rafin.	Le litre.	8 50

SAVONS DENTIFRICES DE C. ASH ET FILS

Ces savons, parfumés délicieusement, sont fabriqués spécialement pour notre Maison. — Sont en boite de métal avec couvercle en verre ou en boite de verre.

Prix : en boite de métal.	La douzaine.	10 »
— En boite de verre	—	12 »

(DE OSCAR SUTTON)

En boîtes de verre.	Chaque. 2 50.	La douz.	25 »
— de métal.	— 1 25.	—	12 »

(DE S.-S. WHITE)

Savons à la menthe.	La douz.	12 »
— Wintergreen.	—	12 »
— à la rose.	—	15 »

(**de fabrication Française**)

Savons à la menthe.	La douz.	12 »
— Wintergreen.	—	12 »
— phéniqués.	—	12 »

PATES DENTIFRICES

L'Oraline, de S.-S. White	La douz.	22 50
L'Excelsior, de C. Ash et Fils	—	22 50

DENTS MINÉRALES

DE C. ASH ET FILS

Les dents minérales représentant la branche principale de ses produits, la Maison C. ASH et Fils apporte à leur fabrication ses plus grands soins et son attention la plus scrupuleuse ; l'assortiment de ses dépôts s'augmente continuellement de formes et de nuances nouvelles, de manière à satisfaire toutes les exigences.

Dents plates

Incisives et canines, par paires, haut ou bas.
— — par jeux de 6, haut ou bas.
Petites ou grosses molaires, par jeux de 4, haut ou bas.
— — par jeux de 8, haut ou bas.
Dentiers, par jeux de 14, haut ou bas.
Dentiers complets, par jeux de 28, haut et bas.

N. B. — *Les dents plates de C. ASH et Fils sont faites avec des pointes de platine longues, et par conséquent peuvent servir aussi bien pour plaques que pour caoutchouc.*

Dents à talons pour caoutchouc

Par jeux comme les dents plates.

Dents diatoriques ou à trous, sans platine

De C. ASH et Fils

Par jeux comme les dents plates, mais non par paires.

Dents à tubes de platine

De C. ASH et Fils

Incisives et canines, par paires, haut ou bas.
— — par jeux de 6, haut ou bas.
Petites ou grosses molaires, par jeux de 4, haut ou bas.
— — par jeux de 8, haut ou bas.
Dentiers, par jeux de 14, haut ou bas.
Dentiers complets, par jeux de 28, haut et bas.

PRIX ACTUELS

		fr. c.
Dents plates ou à talons.	La pièce.	» 60
— — —	Le cent .	55 »
Dents à tubes.	La pièce.	1 »
— —	Le cent .	90 »
Dents diatoriques	La pièce.	» 30
— —	Le cent .	25 »

Dents américaines

Dents plates ou à talons	La pièce.	» 60
— —	Le cent .	55 »
Dents à gencives	La pièce.	1 »
— —	Le cent .	90 »

TOURS, IMPRIMERIE PAUL BOUSREZ

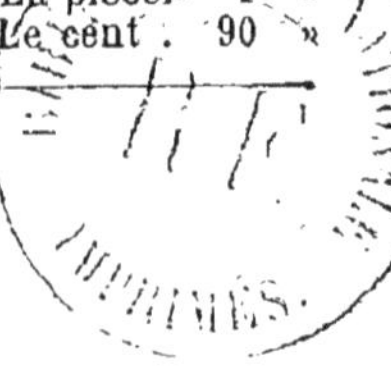

www.ingramcontent.com/pod-product-compliance
Ingram Content Group UK Ltd.
Pitfield, Milton Keynes, MK11 3LW, UK
UKHW021048200726
13857UKWH00003B/859